COMO BRINCAM
AS CRIANÇAS SURDAS

Dados Internacionais de Catalogação na Publicação (CIP)
(Câmara Brasileira do Livro, SP, Brasil)

Silva, Daniele Nunes Henrique
 Como brincam as crianças surdas / Daniele Nunes Henrique
Silva – 3. ed. – São Paulo: Plexus Editora, 2002.

Bibliografia.
ISBN 978-85-85689-68-1

1. Brincadeiras 2. Crianças surdas 3. Crianças surdas – Educação 4. Crianças surdas – Linguagem 5. Imaginação nas crianças 6. Jogos infantis I. Título.

02-3530   CDD-155.4180872

Índices para catálogo sistemático:

1. Brincadeiras : Crianças surdas : Psicologia infantil 155.4180872
2. Crianças surdas : Brincadeiras : Psicologia infantil 155.4180872

Compre em lugar de fotocopiar.
Cada real que você dá por um livro recompensa seus autores
e os convida a produzir mais sobre o tema;
incentiva seus editores a encomendar, traduzir e publicar
outras obras sobre o assunto;
e paga aos livreiros por estocar e levar até você livros
para a sua informação e o seu entretenimento.
Cada real que você dá pela fotocópia não autorizada de um livro
financia o crime
e ajuda a matar a produção intelectual de seu país.

COMO BRINCAM
AS CRIANÇAS SURDAS

Daniele Nunes Henrique Silva

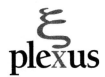

COMO BRINCAM AS CRIANÇAS SURDAS
Copyright © 2002 by Daniele Nunes Henrique Silva
Direitos reservados por Summus Editorial

Capa: **Lia Assumpção**
Editoração: **All Print**

Plexus Editora
Departamento editorial:
Rua Itapicuru, 613 – 7º andar
05006-000 – São Paulo – SP
Fone: (11) 3872-3322
Fax: (11) 3872-7476
e-mail: plexus@plexus.com.br

Atendimento ao consumidor:
Summus Editorial
Fone: (11) 3865-9890

Vendas por atacado:
Fone: (11) 3873-8638
Fax: (11) 3873-7085
e-mail: vendas@summus.com.br

Impresso no Brasil

A
Carlos Henrique Silva *in memorian.*

*A meus pais, pelos ensinamentos e pelas oportunidades.
A meus avós pelo amor sem razão.
A Fabiana e Vinícius: irmãos presentes nas brincadeiras.
A Maria Cecília Rafael de Góes: nesta síntese, meu carinho
e minha gratidão.*

Agradecimentos

Professor Angel Pino, profa. Ana Luiza Bustamante Smolka, profa. Luci Banks, profa. Regina Maria de Souza, profa. Cristina Lacerda, profa. Roseli Aparecida Cação Fontana, vozes refletidas neste livro e em minha formação.

Professora Maria Isabel Mendes de Almeida e profa. Maria das Graças Peixoto, pelo suporte profissional na confecção do livro e pelas oportunidades de trabalho na Pró-Reitoria de Pós-Graduação e Pesquisa da Universidade Candido Mendes (RJ).

Flavia Peralva Pinheiro e Carolina Pinho, pela ajuda na digitação e na estruturação do livro.

Às pesquisadoras do Centro de Estudos e Pesquisas em Educação da Universidade Candido Mendes (Ceped) pela inquietação que move o livro.

Ana Paula de Freitas, Débora Checchinato, Fabiane de Oliveira Guedes, Paula de Figueiredo Souto, Mariza Vieira Marins, pela amizade generosa.

Kenzo Mayama Kramarz, pelo amor, carinho, e pelo companheirismo.

Sumário

Apresentação 11

Prólogo 15

Introdução 19

1 Desenvolvimento humano e linguagem: examinando questões sobre o sujeito surdo 31

2 O papel da atividade de brincar no desenvolvimento da criança 55

3 Entrando na brincadeira 69

4 A flexibilização de significados na brincadeira: pares e brinquedos em interação 75

5 Os papéis e a linguagem: modos de composição do brincar 89

6 Considerações finais 107

Referências bibliográficas 111

Apresentação

Este livro de Daniele Nunes Henrique Silva ilustra, com muita propriedade, o quanto o brincar é uma fonte rica de conhecimento dos processos da criança e, ao mesmo tempo, um espaço que possibilita a investigação de várias questões do desenvolvimento infantil, com análises que permitem a projeção de idéias orientadoras para projetos socioeducativos.

Na perspectiva teórica assumida pela autora – a abordagem histórico-cultural –, o brincar é concebido como a esfera que mais promove o desenvolvimento da criança, mais pelos modos de funcionamento que envolve e menos pela freqüência com que acontece no cotidiano.

No jogo imaginário, foco do estudo aqui apresentado, o refinamento de processos relaciona-se com a mobilização da imaginação, da cognição e do afeto; relaciona-se, ainda, com o envolvimento da criança no manejo de relações interpessoais, seja pela interação com parceiros ou adultos na situação de brincadeira, seja pela elaboração das relações humanas que vivencia na cultura e revivencia nas encenações construídas. A autora discute essas idéias, ressaltando que, apesar de implicar reprodução e atendimento a regras, a ação imaginativa desse tipo de jogo conduz a uma crescente libertação do perceptivo-imediato, à ressignificação de objetos e à transformação criativa das vivências.

A riqueza dessa esfera da atividade infantil é explorada, em especial, no que diz respeito à linguagem. Quando crianças assumem personagens, envolvem-se com enunciados recriados de outros, vinculados a cenas vividas e observadas. São dizeres de figuras do grupo social, marcados pela expressividade de quem os reproduz e constituintes de um componente central da reelaboração sobre o mundo que ocorre no faz-de-conta.

A partir dessa visão do brincar, a atenção da autora é orientada para a linguagem de crianças surdas. O brincar da criança surda é um tema que, sem dúvida, merece esforços na esfera da pesquisa. Mais especificamente, o foco escolhido das relações entre ações imaginativas e linguagem traz contribuições importantes no sentido de ampliar a compreensão do desenvolvimento em casos de surdez e, sobretudo, a discussão crítica das condições sociais oferecidas para esse desenvolvimento.

Por intermédio da análise de episódios de brincadeira de crianças surdas, a autora discute a flexibilização de significados dos objetos e a diversidade na assunção de papéis. Examina principalmente a participação de recursos lingüísticos (da língua de sinais ou da língua falada) e de recursos diversos da gestualidade, expressão facial e corporal. Mostra capacidades e peculiaridades dos jogos das crianças, levanta e explora indagações importantes.

Trabalhos dessa natureza acrescentam indicações valiosas para ampliar nossa compreensão do desenvolvimento dessas crianças e nossa discussão crítica das condições sociais oferecidas para sua formação. O estudo relatado mostra a capacidade da criança surda para brincar e construir situações imaginárias, encenando enredos e personagens diversos. Por outro lado, as peculiaridades notadas oferecem forte sugestão de que os projetos socioeducacionais devem voltar-se para iniciativas que, entre outros propósitos, promovam a vivência precoce da língua de sinais por essas crianças, como experiência indispensável para seu desenvolvimento.

Pelas características destacadas, estou certa de que o texto a seguir interessa a vários segmentos de leitores: mais diretamente, a pesquisadores, educadores e profissionais envolvidos no trabalho com crianças surdas e, mais amplamente, a estudiosos que buscam compreender o papel do brincar na formação da criança ou as relações entre imaginação, linguagem, cognição no desenvolvimento infantil.

Maria Cecília Rafael de Góes
Unicamp/Unimep

Prólogo

Sentindo-me um pouco mais segura para apresentar o que pensava e revelar as lacunas do que desconhecia, veio-me a idéia de publicar o material de pesquisa.

Aos poucos fui sentindo a "autoria do texto", já que eram tantas "vozes" me provocando e perseguindo no mestrado.

Até bem pouco tempo, não sabia ao certo o que pretendia com a publicação, mas fui convencida, pela editora e por tantos outros parceiros, de que o texto trazia uma discussão interessante sobre a questão da relação entre linguagem e desenvolvimento.

Se lá isso é verdade, não tenho certeza. No entanto, a possibilidade de poder travar uma experiência com o leitor parecia-me bastante instigante e desafiadora.

Ao trabalhar no material da dissertação constatei que era inevitável fazer algumas alterações no texto original. Questões foram somadas e tantas outras retiradas. O que aqui se apresenta é prenúncio de novas possibilidades de pesquisa, em um campo escasso de investigação: a surdez e o brincar.

De fato, o interesse pelo lúdico surgiu em minha graduação no trabalho de Iniciação Científica (Silva, 1994). Na época, estava pesquisando a atividade lúdica em crianças residentes em orfanatos, tendo como referência teórica considerações da perspectiva histórico-cultural. As dúvidas eram sobre como crianças que viviam institucionalizadas brincavam e quais papéis incorporavam em suas encenações lúdicas.

A pesquisa estava situada na investigação e na análise de dois orfanatos, em Campinas (SP), e com conclusões interessantes sobre o funcionamento lúdico. O destaque maior orientava-se para a análise explicativa dos números elevados de cenas de brincadeiras que enfatizavam, prioritariamente, relações familiares. Ou seja, embora as crianças vivessem em instituições, suas construções simbólicas, mais especificamente o jogo do faz-de-conta, faziam explícita referência afetiva às relações travadas no ambiente familiar.

A questão versava sobre como eram capazes de tal encenação se seus pais e parentes estavam ausentes no cotidiano institucional. Se a pesquisa era ancorada teoricamente na centralidade das práticas interpessoais na constituição subjetiva e, portanto, simbólica, como as crianças apropriavam-se de elementos culturais não diretamente presentes?

O problema exigia uma releitura das teses centrais relacionadas à mediação cultural, sobretudo pela necessidade de revisão sobre o papel do outro na formação do sujeito. A idéia sustentada era a de que a mediação pode ser constituída para além da pessoa e da experiência física/perceptiva, também por outros agentes mediadores, como o rádio, a televisão etc.

Ademais, as inquietações convergiam para outro aspecto: a articulação da linguagem na composição do brincar. De fato, as crianças subvertiam pela palavra sua situação concreta/perceptiva; o pauzinho encontrado na areia do parquinho virava um pente para enfeitar a filhinha; um tijolo transformava-se em um rádio. As coisas eram outras no momento em que as crianças brincavam. Mas como isso era possível?

Pela palavra.

Em função das constatações, os futuros desdobramentos da investigação rumaram para a discussão sobre a relação entre a linguagem e o brincar. Na base, dúvidas brotavam sobre características da atividade lúdica em crianças que apresentavam peculiaridades na aquisição da linguagem. Sem dúvida, um estudo com crianças surdas, filhas de pais ouvintes e em fase inicial de aquisição da língua de sinais, parecia ser esfera propícia à discussão desta questão. Como a atividade simbólica era estruturada em crianças que não possuíam acesso à palavra oralizada? Como percebiam o universo cultural e o representavam? De quais recursos lingüísticos utilizavam-se para compor cenas lúdicas? Enfim, como brincavam as crianças surdas?

Daniele Nunes Henrique Silva

Introdução

– *Como é por dentro outra pessoa*
Quem é que o saberá sonhar?
A alma de outrem é outro universo
Com que não há comunicação possível,
Com que não há verdadeiro entendimento.

Nada sabemos da alma
Senão da nossa;
As dos outros são olhares,
São gestos, são palavras,
Com a suposição de qualquer semelhança
No fundo.

(Fernando Pessoa)

Partindo do pressuposto teórico de que o homem é reflexo de suas condições históricas e sociais de vida, a esperança de qualquer semelhança *no fundo* remete à possibilidade ímpar de poder desvelar, no estudo das dinâmicas interativas – nas quais gestos e olhares são compostos na estruturação e na negociação de sentidos –, como os sujeitos vão-se constituindo em suas práticas interpessoais, pela interpelação do outro.

O homem, pela necessidade de organização social, fez do trabalho atividade central para emergência de práticas lingüísticas, sem as quais o outro seria inacessível, e a subjetividade impossível de ser constituída.

No plano filogenético, os órgãos articulatórios foram-se tornando, no desenvolvimento lingüístico, canal privilegiado para as atividades da língua, e os outros recursos expressivos como gestos, olhares, foram compondo variados sentidos permitidos pelo signo.

No entanto, pela não-linearidade de seus processos, o homem foi se transformando e alterando sua história, o desenvolvimento mental foi se tornando complexo à medida que ficou ainda mais organizada a estrutura social. No desenvolvimento das culturas, na constituição adversa dos homens está a marca singular da subjetividade formada com base nas interações sociais.

Assumindo a base conceitual de que homens são constituídos por culturas diferentes, tornando-se sujeitos singulares, marcados por regras sociais determinadas, a história humana está composta por diversas linguagens que tecem um cenário cultural bastante diversificado.

O desenvolvimento cultural está permeado centralmente por aspectos ideológicos que são constituídos nos signos, nas palavras. A ideologia insere-se nas tramas sociais e a palavra traz consigo seu valor social no significado.

A diferença entre os homens e suas culturas foi sendo permeada por valores determinados; dessa forma, cristalizaram-se concepções sobre sociedades mais desenvolvidas e sociedades primitivas, linguagens complexas e linguagens pouco desenvolvidas, em um movimento de idéias atrelado ao jogo ideológico do que seria bom e mau, correto e incorreto.

Assim, configurou-se, no plano cultural, a hegemonia de determinadas formas de agir. As regras sociais foram marcando não apenas o modo de estruturação do funcionamento mental do homem, mas também, em conseqüência disso, a forma de pensar e de ser.

A cultura foi se especializando, as condutas sociais cristalizando-se e, no campo ideológico das relações, o homem foi "aprendendo" e "transmitindo valores" estampados ideologicamente.

Assim, nas tramas políticas das relações, foi tecido o conceito de normalidade, do sujeito completo, o semelhante à imagem de Deus. Em contrapartida, os indivíduos considerados incompletos, por apresentarem diferença em seu desenvolvimento, foram marcados ideologicamente como imperfeitos, defeituosos.

Entre os considerados incompletos, pela falta, estão os sujeitos que são reconhecidos socialmente como deficientes: alguns não vêem, outros não ouvem, outros apresentam um desenvolvimento mental atípico, ou seja, sujeitos que se desviam do padrão de normalidade.

Entre os imperfeitos estão os surdos, indivíduos que não conseguem comunicar-se, de forma natural, com o mundo pela via oral, assim, o canal lingüístico por eles utilizado é a mão, com o uso de sinais.

Sobre essa situação específica encontra-se, como pano de fundo, a concepção de que a diferença lingüística estaria atrelada a uma anormalidade, uma patologia, um defeito. Os surdos foram se constituindo historicamente como deficientes, sujeitos determinados pela "incompletude".

A situação atípica, se comparada com os sujeitos ouvintes, foi motivo de interesse de vários estudiosos que tentaram pesquisar a origem ou as características da linguagem nas mãos. A dúvida central pairava na credibilidade. Será que os sinais permitiam o mesmo desenvolvimento linguístico que as línguas oralizadas?

Em uma abordagem clínica era comum considerar os surdos quase imbecis; e a aquisição de uma língua oral era vista como sua salvação, por permitir, não somente, ampliar suas conquistas sociais, mas, sobretudo, por ser a língua oralizada "mais completa" que os sinais.

Em meados do século XX, o debate passa a rumar para novas direções; as pesquisas confirmaram que o sinal era uma língua, sendo até processada pelo cérebro como tal. As colocações reorientaram o interesse dos investigadores para aquisição da língua de sinais e seu papel no desenvolvimento mental do surdo, demonstrando que a efetiva integração social perpassava prioritariamente pela aprendizagem de sinais.

Andrade comenta que a concepção sobre a língua de sinais marcou a história dos surdos e o surgimento de várias abordagens educacionais, que apresentavam concepções distintas sobre o conceito de integração social.

Tentando explorar as questões relacionadas com a cognição e a linguagem, o funcionamento lúdico de crianças surdas (em fase inicial de aquisição de sinais) parece ser esfera fértil para estudar a relação entre a composição da imaginação e o uso de sinais, buscando demonstrar como a aquisição da Língua Brasileira de Sinais (LIBRAS) altera a complexidade das encenações lúdicas.

Partindo do pressuposto de que a motivação do brincar é guiada pela necessidade da criança em se apropriar do universo adulto e considerando o desejo como essencial na configuração de temas lúdicos, pois a criança pode realizar, ao brincar, aquilo que é desejável, a brincadeira assume uma importância central no desenvolvimento afetivo e cognitivo do sujeito.

A perspectiva histórico-cultural assume posição de que o uso de brinquedos altera radicalmente o desenvolvimento cognitivo da criança, porque, ao brincar, ela se envolve em um mundo ilusório onde tudo pode ser realizado; uma pedra pode-se transformar em um carro, uma vassoura pode virar um cavalo. A transformação promove uma mudança no desenvolvimento da criança, pois ela age de acordo com o significado atribuído aos objetos e desprende-se do objeto em si, da coisa material.

Em seus textos, Vygotsky (1988a) comenta que no desenvolvimento ontogenético há uma fase inicial na qual a criança realiza suas ações em função do significado do objeto. No entanto, essa situação parece alterar-se, em momentos subseqüentes, pois, ao brincar, a criança insere-se em um universo no qual ações são realizadas em função dos significados por ela atribuídos aos objetos, havendo, assim, um período de transição; um movimento que passa da relação objeto-ação para a situação de significado-ação.

O autor, contudo, adverte que essa passagem não é imediata, e o elemento-pivô na fase de transição é o brinquedo (objeto), possibilitando maior desprendimento da materialidade das coisas que são, então, significadas.

O brinquedo, portanto, torna-se elemento mediador na passagem da relação objeto-ação – no plano prático da atividade da criança – para a internalização de formas de ação estruturadas valendo-se do significado (significado-ação).

Entretanto, devem-se expandir alguns aspectos dessa interpretação, sobretudo os ligados à forma pela qual o brinquedo é usado na composição do brincar. Isto porque, na sociedade atual, os materiais lúdicos apresentam-se por uma significação bastante marcada. Ou seja, o brinquedo de carrinho é um carro em miniatura, a cozinha é uma cozinha em miniatura etc.

Essa situação parece colocar um obstáculo na análise da flexibilização dos significados no brincar, já que a própria materialidade do objeto acaba por determinar seu uso e sua ação. Então, se uma criança pega uma vassoura e começa a varrer o chão, agindo de acordo com o significado do brinquedo, pode-se presumir que a ação está determinada pelo objeto.

No entanto, essa circunstância indica outras discussões interessantes, pois, se por um lado os objetos determinam uma ação, por outro a linguagem, o uso de recursos expressivos inserem novos elementos nas atividades lúdicas; elementos que não estão presentes no real, que são instanciados/transformados pela imaginação.

A brinquedoteca (local de realização do presente estudo), por exemplo, é um espaço no qual as crianças têm acesso a grande variedade de brinquedos que podem ser utilizados com total liberdade de uso, o que resguarda à criança o direito de decidir do que brincar e como brincar.

Apesar da diversidade de objetos, algo surpreendente acontece; a criança pega uma cobra e faz de conta que está em uma moto, mesmo tendo disponível na brinquedoteca uma moto em miniatura para ela brincar. Isso indica, entre outras coisas, que, mesmo estando livre para utilizar uma moto e fazer de conta que a está dirigindo, a criança, por compartilhar a brincadeira com outro colega, insere-se em uma rede de significados complexa que exige real superposição da relação objeto-ação para significado-ação e acaba por demonstrar que, mesmo o brinquedo, com seu significado previamente definido, pode ser alterado com base na motivação, no desejo, na necessidade da criança, e, no uso da linguagem e de recursos expressivos, pode navegar por instâncias distintas, ao flexibilizar significados e usar brinquedos.

As crianças apresentam formas de articular os objetos para o brincar, demonstrando claramente o movimento de transição das ações guiadas por objetos até as ações guiadas pelos significados.

Esses princípios estão ancorados na tese central de que o homem não é construído na relação imediata da percepção aos objetos do mundo, mesmo porque a realidade é um constructo histórico simbolizado. As palavras não são neutras. A história não é unilateral, nem mesmo uniforme. Os signos são determinados ideologicamente, as palavras refletem a arena de forças políticas presentes nas relações interpessoais. No campo ideológico estão dispostos os elementos que marcam as relações entre os sujeitos; no caso do surdo, está presente sua relação com o universo ouvinte. No brincar, por exemplo, essa arena de forças revela-se pela forma como as crianças surdas compreendem e interpretam uma cultura marcada pela oralidade.

No episódio a seguir, torna-se bastante interessante analisar o modo pelo qual as crianças surdas vão estruturando o brincar em um terreno marcado pela interpelação do universo oralizado.

Episódio: O show
Lucas está em cima de um tablado usando óculos e brincando de imitar cantor.
Ele faz de conta que está tocando guitarra; movimenta o corpo para os lados, balança a cabeça, ajoelha mexendo o corpo para a frente e para trás como se fosse um cantor de rock.
Vinícius, que estava observando atentamente seu colega, aproxima-se e começa a imitá-lo.
De repente, Lucas desloca-se para uma mesa e pega os óculos que estavam em cima dela. Então, troca os antigos óculos que estava usando pelos novos, aproxima-se de Vinícius oferecendo, ao colega, os antigos óculos.
Vinícius aceita a oferta do colega e ambos continuam a brincar de cantores, parecendo que estão realizando um show de rock.

No episódio explicitado, a relação do surdo diante da cultura está presente de forma bastante peculiar. As crianças brincam de tocar instrumentos e de cantar música, situações que não se encontram facilmente disponíveis à maioria dos surdos; de fato, cantar oralmente e tocar instrumentos não são ações possíveis à maioria dos surdos. Isto não significa dizer que há uma ausência de música na vida do surdo, pelo contrário, muitos deles "cantam em sinais" e o universo da música invade suas vidas e faz que seus interesses sejam pertinentes a questões musicais[1]. Ao incorporarem elementos da cultura, como tocar guitarra e tornar-se cantor, as crianças utilizam-se das mãos, do corpo, da expressão facial etc., encenando ações típicas do cantor de *rock*.

Na cena descrita anteriormente, a criança não precisa dizer do que está brincando, a brincadeira já está explicitada, parece um *show* de *rock* no qual, mesmo a pesquisadora, que está filmando a cena com sua gravadora, está envolvida na brincadeira, sem perceber a incorporação de seu papel de "câmera".

A brincadeira está ali, composta por todos os elementos da relação entre a imaginação e a realidade; o lingüístico está imerso em cada movimento, gesto e olhar das crianças brincando. Pode não haver um enunciado lingüístico, mas a riqueza da brincadeira é inquestionável!

---

1. O filme *Meu adorável professor* transcreve a trajetória de um professor de música que descobre que seu filho é surdo. No momento em que o médico conclui o diagnóstico, o pai distancia-se de seu filho, pois não admite a surdez. O filho cresce e percebe o afastamento do pai e a situação vai ficando cada vez mais conflitante. Certo dia, o pai, deprimido, retorna da escola por causa do assassinato de John Lennon. O filho pergunta, em sinais, o que estava acontecendo e o pai diz que ele nunca poderia entender a dimensão da perda de John Lennon para a música. O filho então responde que o fato de ser surdo não o impedia de gostar de música e de apreciá-la.

O mais instigante é explicitar:

a) que a cultura ouvinte vai constituindo o surdo e tornando-se parte integrante de sua subjetividade e vice-versa;

b) que no jogo entre as diferenças lingüísticas nada se perde.

Não há uma cultura sobrepondo-se a outra, mas uma dinâmica fundamental emergente entre os homens, a troca, a diversidade como elemento essencial para a constituição da singularidade.

Contudo, outro aspecto apresenta-se como central, uma especificidade no brincar de crianças surdas, que se apresenta pela multifuncionalidade das mãos. As mãos são usadas para tocar guitarra, para chamar o colega, fazer o sinal etc. Como usar o mesmo canal (as mãos) na realização de tantas ações diversificadas?

A questão parece ser de interesse prioritário, já que a criança surda usa as mãos como canal lingüístico e expressivo. Essa peculiaridade, contudo, não impossibilita a composição de aspectos imaginários (como poderá ser visto nos capítulos seguintes) no desenvolver da atividade, não é um limite, nem mesmo apresenta entraves no processo de flexibilização dos significados, pois a criança articula as mãos para realizar o sinal e atribuir o sentido de suas encenações.

Na comparação, pode-se inferir uma natureza diferenciada sobre como as crianças ouvintes e surdas organizam-se para brincar. No entanto, essa diferença não pode ser vista como deficiência, pois se assim fosse interpretada levaria a uma leitura equivocada de que o caminho para o surdo é efetivamente a oralização.

A consideração geral deve seguir outro viés, a de que a escolha pelo *som ausente de sentido* não viabiliza uma brincadeira mais completa, nem mesmo um surdo mais integrado. Não é escolhendo a via oral que os surdos vão brincar com as mãos e a boca de forma independente e complementar, como as crianças ouvintes.

A língua dos surdos está no sinal, é por meio dele que o sujeito compreende e interfere no mundo. Se a oralização trouxer como conseqüência o aprender uma fala ausente de significado e história, então essa "linguagem" não traz sentido para a multifuncionalidade das mãos, na composição do brincar, como característica do modo de funcionamento lúdico de crianças surdas, tornando-se, portanto, dispensável e absurdo fazer o surdo falar para que ele consiga, com referencial no universo ouvinte, brincar pela via oral/artificial.

As diferenças lingüísticas devem ser percebidas como uma possibilidade de maior enriquecimento no âmbito das relações interpessoais, e compreender como cada sujeito faz uso de sua linguagem e como essa estrutura seu pensamento é de interesse para estudar a relação entre cognição e linguagem.

Todas essas indagações delineiam caminhos possíveis de pesquisa nessa área, gerando promissoras indicações sobre políticas educacionais, sobretudo as que partem do pressuposto de que o sinal é língua do surdo e deve ser considerado centralmente nos esforços de escolarização.

Faz-se necessário consolidar o argumento de que a aquisição da língua de sinais o mais precocemente possível é fundamental para o desenvolvimento cognitivo do surdo e para sua integração social, afirmando que as políticas sociais devem estar atentas para as novas tendências educacionais de integração das crianças deficientes à escolarização regular, tendo em vista que a sala de aula pode-se tornar um espaço de segregação mais do que realmente confronto e local para trabalhar as diferenças.

Se não forem oferecidas condições fundamentais para o desenvolvimento dessas crianças, isto é, se não forem permitidos o uso de sinais e sua construção com outros sujeitos surdos, o discurso da integração social estará enfatizando prioritariamente uma política de dominação.

Na tentativa de uma política social para os surdos é fundamental estabelecer a centralidade do uso da língua de sinais nas escolas, nas creches, nas famílias, de forma que seja garantido seu uso pleno, nas instituições, tornando-se preocupação essencial de todos os profissionais que interagem diretamente com estes sujeitos. Trata-se, assim, de resguardar um direito básico à cidadania.

1

Desenvolvimento humano e linguagem: examinando questões sobre o sujeito surdo

Fugias do escorpião
Lá no quarto-de-guardados
Como quem foge do cão
Sem perceber que trazias
Desde o primeiro vagido
Oculto em teu coração,
E por onde quer que fosses,
Julgando que te guiavas,
era dele a direção,
e tudo que mas, iluso
de uma ilusória opção,
é ele que te sugere,
te comanda sorrateiro,
com seu veneno e ferrão,
de tal sorte que, mordido,
e mordente, na aflição,
de nada valeu, confessa,
fugires do escorpião.

(*Signo*, Carlos Drummond)

Os estudos na área da psicologia interessam-se, entre outros propósitos, por compreender como o homem desenvolve-se com base em sua relação com o ambiente, as peculiaridades do comportamento humano, enfim, o funcionamento de ordem superior, suas origens e sua constituição no plano ontogenético.

Em termos gerais, o século XIX foi, de fato, bastante importante para o desenvolvimento das pesquisas na área da psicologia, momento rico de reflexões sobre o futuro encaminhamento de tal disciplina.

As discussões entre empiricistas e racionalistas refletem a relação constitutiva da psicologia no campo da filosofia. Os bastidores de todos os debates, dessa época, versam sobre apontamentos e imposições nas concepções sobre ciência (influência central do positivismo, do cientificismo e do estruturalismo), gerando divergências nas abordagens sobre a formação do homem e sua relação com o ambiente.

As apologias sustentadas pelas concepções mecanicistas, influenciadas pela nova onda de cientificidade, apontavam a necessidade de estudar o comportamento humano com base nas leis desenvolvidas pela ciência natural. O enfoque dos estudos estava em compreender os fenômenos psíquicos do homem, mediante a extrapolação dos processos elementares ao funcionamento superior.

Por outro lado, a posição do idealismo subjetivista buscava compreender os fenômenos psicológicos na explicação e na compreensão do humano num retrocesso ao idealismo puro. Embora preocupada com a natureza do funcionamento superior, seus métodos de investigação não atendiam aos requisitos de investigação científica.

Esse dualismo na forma de analisar e pesquisar o desenvolvimento do homem acabou gerando uma crise de paradigma na psicologia, em função da dificuldade de definição do objeto, e, conseqüentemente, incoerências nos procedimentos metodológicos.

Abrindo novos caminhos teóricos para entender o funcionamento psíquico humano, a corrente histórico-cultural inaugura uma nova forma de compreender a relação do homem com o meio, revelando o papel central da história e da cultura no desenvolvimento das funções psicológicas superiores. Lev Seminovich Vygotsky, principal autor da perspectiva teórica e bastante influenciado pelas proposições marxistas, discute a origem do pensamento humano e sua constituição social[1].

Para Marx, a relação entre linguagem e consciência parece estar basicamente relacionada à necessidade de organização social e de intercâmbio entre os homens. O autor comenta que a consciência se constitui na interação do homem com o ambiente em que vive e com outros homens, valendo-se da linguagem. Essas considerações gerais sustentam a base conceptual das elaborações de Vygotsky; o conceito de mediação semiótica, por exemplo, está bem referenciado na concepção epistemológica de que a relação do homem com o mundo é sempre mediada por um terceiro elemento, o signo, o instrumento e o outro, originando a formação social do pensamento.

A abordagem histórico-cultural compreende o desenvolvimento do homem e a história do funcionamento de ordem superior como intrinsecamente relacionados às possibilidades de intercâmbios sociais.

De fato, o que diferencia o homem dos outros animais e marca sua especificidade encontra-se ancorado no âmbito da produção cultural, por isso o destaque na centralidade da

---

1. É importante destacar que alguns autores que se preocupam em estudar a vida de Vygotsky e suas contribuições teóricas furtam-se, em alguns momentos, de apontar a concepção genuinamente marxista de suas teses sobre o desenvolvimento humano e, em muitos momentos, tentam tecer uma via entre as perspectivas interacionistas e esse autor. Considerando as análises e a produção de Vygotsky, sobretudo as que se remetem ao "homem duplex" (homem duplo), são inegáveis a influência e a posição marxista. Em razão disso, torna-se importante demonstrar alguns pontos de interseção destes pensadores (Marx e Vygotsky), resgatando os pontos de confluência dos empréstimos que Vygotsky faz das considerações de Marx.

linguagem e do uso de instrumentos como transformadores da história da espécie humana, demarcadores da evolução filogenética e constitutivos da ontogênese.

O homem é sujeito marcado por suas experiências e interações com o mundo e com outros homens. Na filogênese, o uso de instrumentos alterou radicalmente a relação do homem com sua realidade externa, pois passou a ser mediada. A necessidade de dominar a natureza para a sobrevivência da espécie fez que os homens, na organização social, por meio do trabalho, criassem instrumentos transformadores de sua realidade. As ferramentas, ao mesmo tempo em que alteraram a natureza, também transformaram o próprio funcionamento psíquico do homem, já que ele passou a internalizar condutas específicas em sua relação com o mundo.

As condutas foram marcadas por uma história das interações humanas. Na história, nos elementos culturais criados pelos homens, encontra-se a especificidade da espécie, que faz das ações coletivas a origem da produção simbólica. O homem vai-se inserindo no plano da história das ações e de seus significados, criando signos socialmente compartilhados. Nesses termos, o instrumento, além de ser elemento da exterioridade, pois está relacionado às transformações que o homem faz na natureza, também se direciona ao plano intrapessoal[2].

O machado é, ao mesmo tempo, ferramenta, para domínio da natureza, e signo, palavra que designa o objeto em si,

---

2. A discussão sobre o uso de instrumentos é relevante, pois, como poderá ser observado posteriormente, o brinquedo, entre outras funções, também é instrumento fundamental para o desenvolvimento lúdico. No entanto, torna-se necessário notificar que o instrumento também se transforma em signo (pois se orienta ao plano intrapsíquico), traz consigo toda uma história de significação, marcas culturais relacionadas às práticas coletivas e às ações dos homens no uso dessas ferramentas. De fato, o modo de brincar está relacionado ao significado histórico vinculado e estampado no brinquedo.

carregando a história das ações e de seu significado, conforme o jogo interpessoal da constituição da cultura.

A palavra, signo por excelência, assume centralidade não somente pela possibilidade de o homem comunicar-se por meio da negociação de significados, mas também pela mudança que o significado promove no plano mental. Os homens vão criando e sendo criados por elementos mediadores que se tornam elo de dizeres sobre práticas coletivas. É pela linguagem que o homem se comunica e se vai constituindo em suas interações, permitindo a categorização do mundo, a possibilidade de abstração e a generalização dos objetivos em uma intrínseca relação com o funcionamento psíquico de ordem superior. O homem pode agir sobre os objetos sem que eles estejam presentes.

Nas análises de Vygotsky, o funcionamento superior possui raiz distinta dos processos elementares, pois ele está estruturado pelos elementos mediadores que se encontram dispostos na cultura. Sua constituição, porém, não se dá de forma linear: realidade externa/signo/funcionamento intrapsicológico. Ao contrário, apresenta um movimento dialético do campo interpessoal para o campo intrapessoal, e vice-versa.

Para melhor compreender os aspectos pertinentes ao desenvolvimento humano e sua intrínseca relação diante das condições culturais, um dos interesses de Vygotsky foi o de estudar o desenvolvimento de crianças deficientes, em um esforço de entender e analisar a constituição de seu funcionamento psíquico superior[3].

A ênfase no estudo sobre sujeitos que possuem desenvolvimento atípico é justificada pelo desenvolvimento cultural excepcional desses sujeitos, em função de suas específicas for-

---

3. Várias são as discussões sobre os rótulos atribuídos às crianças que possuem um desenvolvimento diferenciado por apresentarem "faltas" em seu aparato sensorial, físico ou cognitivo. Esses sujeitos reconhecidos como "deficientes" recebem o crivo social no momento em que se realiza o diagnóstico. Com isso, todas as suas interações com o mundo são

mas de interagir com a realidade, acarretando peculiaridades na construção de seu plano lingüístico e cognitivo.

Em seus textos publicados nos volumes de *Fundamentos de defectologia* (1995), Vygotsky tece considerações sobre o desenvolvimento mental das crianças deficientes. O autor afirma que, na filogênese, o desenvolvimento humano desdobra-se em linhas: o desenvolvimento biológico e o desenvolvimento cultural. Na ontogênese, as duas linhas fundem-se e formam um processo complexo. Analisar, apenas, o aspecto biológico, não permite explicar o que é específico ao homem, não revela a origem do funcionamento mental complexo, pois a história das funções superiores encontra-se imbricada às possibilidades/condições/exigências do contexto cultural. As bases explicativas orientam-se, assim, para a cultura e para a história.

Vygotsky destaca a necessidade de atenção às contingências culturais e, no caso das crianças deficientes, às formas pelas quais são constituídas suas relações com o mundo. Para ele, o desenvolvimento de uma criança normal e de uma criança deficiente segue as mesmas leis gerais; a diferença encontra-se nas peculiaridades do desenvolvimento de cada uma, determinando formas singulares de interlocução com os outros e de intervenção no mundo.

Suas considerações mais gerais encontram-se nas críticas quanto ao modo de compreender e pesquisar as crianças

---

constituídas com base no dado da deficiência e todo o enfoque ideológico agregado a essa concepção (aquele que é incapaz, anormal, insano, coitado) vai sendo impregnado de sentido na vida dessas pessoas. No entanto, torna-se necessário esclarecer que a surdez não pode ser compreendida como uma deficiência da mesma natureza que, por exemplo, aquela apresentada pelos deficientes mentais. Isso porque – daí não se trata de marcar fronteiras e evitar debates sobre o conceito de deficiência – a surdez deve ser entendida por outro prisma, o da diferença lingüística, em função da necessidade de se respeitar uma comunidade que se expressa e se desenvolve por outra via que não a oral.

deficientes, pois, até então (e mesmo hoje), os trabalhos estavam impregnados pela abordagem clínica, que concentrava os estudos na deficiência, com ênfase nos limites decorrentes dos defeitos, ou no que a criança não consegue fazer. Na perspectiva calcada na comparação, os diagnósticos e prognósticos acabavam definindo, *a priori*, o nível intelectual que as crianças deficientes poderiam atingir.

O enfoque terapêutico e clínico, ao se basear em indicadores quantitativos, mede e compara padrões de comportamento, restringindo a avaliação no apontamento de características estáveis e nos limites causados pela deficiência.

De fato, acreditava-se na impossibilidade de a criança deficiente possuir um pensamento desvinculado das experiências concretas e alcançar níveis mais elevados de pensamento abstrato. Se o indivíduo é surdo, seria esperado, com base no pressuposto, que seu desenvolvimento intelectual sofresse perdas em função de se constituir pela/na língua oral.

Seguindo o debate, Vygotsky redimensiona o tema e a questão da deficiência, aponta para a centralidade das relações sociais e dos intercâmbios na constituição do sujeito, e destaca que é na dinâmica interativa, nas atividades coletivas, que os mecanismos de "compensação" podem ser ativados[4].

A capacidade intelectual de cada sujeito não pode ser definida por prescrições generalizadas a partir de determinado diagnóstico, mas deve orientar-se para os movimentos interpessoais e as variadas esferas de competências. Para o autor, a limitação ou o déficit torna-se um potente impulso para o sujeito avançar, justamente porque cria obstáculos, proporcionando estímulos à produção de uma "compensação", dada a plasticidade do funcionamento humano.

---

4. O conceito de compensação utilizado por Vygotsky diz respeito ao funcionamento plástico, potencialmente flexível do humano, e não deve ser confundido com as noções que fundamentaram as propostas da "educação compensatória", em décadas posteriores.

Nesta perspectiva, não há uma evolução linear de funções parciais, crescentes ou deficitárias [...] do ponto de vista quantitativo, mas "revoluções" qualitativas relacionadas com a aparição de formas novas ou mais avançadas de mediação instrumental e/ou semiótica. (De Carlo, 1997, p. 32)

No que se refere às questões relacionadas à surdez, na obra já citada, Vygotsky busca elucidar alguns aspectos: O que a perda da audição pode acarretar para o desenvolvimento? Como o funcionamento mental é constituído em face da impossibilidade de ouvir?

O problema central da surdez é a dificuldade do sujeito em se apropriar da palavra falada, o que acaba gerando obstáculos para sua inserção na cultura, pois a palavra, como comentado anteriormente, é o instrumento psicológico fundamental para o desenvolvimento das funções superiores. O surdo acaba ficando à margem das experiências típicas de seu meio social, o que gera um estado de "mutismo" e uma "falta de consciência", que comprometem seu desenvolvimento cognitivo e social.

Em seus primeiros textos sobre o acesso do surdo à linguagem, ainda restrito às idéias oralistas da época, Vygotsky aponta a necessidade de o surdo aprender a língua falada, pois compreende a "língua gestual" como primitiva, limitada, que condena o surdo a um estado de subdesenvolvimento, ao não permitir a construção de conceitos e de imagens abstratas.

No entanto, em textos posteriores, o autor parece caminhar por outro percurso, provavelmente em função de seu maior contato com sujeitos surdos e com os insucessos dos oralistas nos treinos articulatórios e na proibição do uso da "mímica".

Vygotsky passa a admitir a grande dificuldade do surdo em aprender a falar e critica a linguagem artificial que os treinos geravam, convertendo a fala em um ato mecânico e ausente de significação (língua morta), distanciando-se de possibilidades concretas de interação. A criança surda acaba pronunciando palavras descontextualizadas em um funcionamento ineficiente às conquistas sociais.

Nessa reformulação o autor reconhece que a "mímica" (denominação então empregada, mas inadequada para as línguas de sinais) apresenta valor de signo, mas, por não ser utilizada pela sociedade majoritária, seu uso deveria servir como passagem fundamental para garantir o acesso do surdo à linguagem oral.

Em uma releitura desse argumento central, Góes (1996) analisa que a impressão inicial sobre a posição de Vygotsky diante da língua de sinais é presumir que a "mímica" não era uma "língua" representativa da comunidade dos surdos. No entanto, ao contextualizar historicamente seus textos, relevando as pesquisas sobre linguagem corrente na época e as considerações oralistas, o autor avança ao prever que a "mímica" é instância fundamental para aquisição da língua oral pelos surdos, indicando uma atitude ousada para a época.

Educação, surdez e linguagem

As inquietações com relação ao debate sobre a surdez têm exigido maior investimento de estudos, em especial nas áreas da psicologia e da lingüística, em virtude da discussão referente às concepções sobre linguagem e sua relação com o pensamento.

A situação social do sujeito, neste caso, está vinculada à perda de audição. Deve-se ter claro que o indivíduo surdo não ouve em função de um déficit fisiológico que impede ou limita a via auditiva. No entanto, esse não é o principal problema para o sujeito surdo, mas a impossibilidade de adquirir naturalmente a linguagem oral, que é utilizada pelo grupo ouvinte majoritário.

O surdo é um indivíduo que não ouve, e surdez implica não ouvir. Não ouve porque tem um déficit fisiológico que impossibilita a via auditiva. Mas a surdez é muito mais do que um diagnóstico médico. Ao não ouvir, evidentemente carece de falar – e é mudo porque é surdo. O efeito principal da surdez é, pois, a interferência com a comunicação por meio da fala. (Massone, 1990, p. 1, tradução da autora)

O fato de não se comunicar facilmente com a comunidade ouvinte e de não manter relações com o mundo por meio da fala acarreta problemas para a criança surda, sobretudo as filhas de pais ouvintes, que compõem a grande maioria dos casos. Em razão dessa circunstância, o curso de construção da língua e a constituição do sujeito lingüístico parecem percorrer vias distintas daquelas observadas em pais e filhos ouvintes.

Por essa especificidade, a área de estudos da surdez tende a fincar a tecla central sobre o papel da linguagem no desenvolvimento humano. Por isso, é palco de várias investigações que buscam pesquisar o papel da língua, neste caso, a de sinais, na constituição do sujeito surdo, bem como sua relação com a cognição.

A história dos surdos e a problemática que ela suscita

Historicamente, a preocupação com a educação dos sujeitos surdos está oficialmente registrada na publicação do livro de Juan Pablo Bonet, de 1620, *Redución de las letras y arte para enseñar a hablar los mudos*, conferindo importância central à utilização da escrita digital, na atuação de pais e tutores de crianças surdas, para aprendizagem da escrita e da língua oral[5].

---

5. As considerações desta análise encontram-se destacadas nos materiais de Marchesi, 1987; Sanchez, 1990; Sacks, 1990; Souza, 1996; e outros.

O interesse pela educação de surdos parece aumentar a partir do século XVII, com as inúmeras tentativas e técnicas pedagógicas para o ensino da escrita e da fala, vinculadas a uma preocupação central em tornar o surdo um sujeito socialmente independente, "senhor de si", já que o domínio da escrita previa a possibilidade de o surdo tratar de seus próprios interesses, principalmente aqueles relativos à administração dos bens familiares herdados ou não.

Diante da necessidade educacional – ensinar a escrita aos surdos de famílias abastadas –, algumas experiências pedagógicas isoladas foram responsáveis pela estruturação de técnicas de trabalho que privilegiavam seu domínio.

O primeiro professor de surdos que se conhece foi o frade Ponce de Leon (1510-1584), que, por centrar seus esforços na tentativa de fazer os surdos aprenderem a ler e a escrever, inventou um alfabeto manual que servia como instrumento de acesso à lingua falada e escrita.

Seguindo a preocupação com a escrita, outros professores destacaram-se na tentativa de levar o mundo oral aos surdos, seja pela grafia, seja pelo treino da leitura labial. Entre eles encontram-se John Wallis (1618-1703), William Holder (1616-1698) e outros educadores, que criaram sua própria metodologia de trabalho e iniciaram a discussão sobre a educação e a inclusão social desses sujeitos[6].

Souza comenta que até o início do século XVII o mundo era povoado pela linguagem impressa, e a voz, em comparação com a escrita, era vista como substância transitória e precária, pois ela se perdia no ar e se dispersava com o vento, enquanto a escrita era material registrado, permanente, e em direção a ela deveria ser norteado o conhecimento.

---

6. Preocupados com a situação dos surdos abastados, educadores iniciaram, individualmente, técnicas de trabalho para levar a oralidade aos surdos. Entre eles destacam-se os Braidwoods (na Inglaterra), Amman (na Holanda) e Pereire e Deschamps (na França).

A autora evidencia que a situação parece alterar-se a partir do Século das Luzes, quando a língua passa a ser compreendida, com a relação entre significado e significante, num caso particular de representação. Desse modo, como foi bastante argumentado pelo filósofo Condillac, considerando que a linguagem articulada possuía sua origem nas impressões causadas no espírito pelos objetos, a língua teria sido estruturada conforme acordos entre os homens, desde a escolha sonora dos signos (gestos, sons e urros) até a convenção de signos institucionais que permitiu ao homem facilmente memorizá-los e aplicá-los a uma série de infinitos elementos. A língua passa a refletir uma idéia, surgindo, então, o termo "linguagem em ação", defendida por Condillac e Degerando, designando, na filogênese, o momento em que ocorreu a construção dos primeiros signos.

Os dois filósofos foram responsáveis por vasta discussão sobre o papel da fala, que acabou repercutindo na educação de surdos. Condillac argumentava que tanto a fala como o gesto – aqui ele citava especificamente os sinais – permitiriam o desenvolvimento do pensamento. Degerando, por sua vez, ao considerar que a "linguagem em ação" era ainda rudimentar para promover o desenvolvimento cognitivo, como os gestos usados por surdos, não possibilitava o desprendimento desvinculado do real, acarretando um pensamento preso às idéias sensíveis.

Sem dúvida, essas discussões foram ao encontro de propostas educacionais para surdos iniciadas naquele século. Condillac defendia as propostas manualistas, no ensino para surdos, enquanto Degerando considerava os sinais rudimentares e pobres de significação, apontando a fundamentação das propostas oralistas.

Em meados do século XVIII, a discussão sobre a surdez intensifica-se com a criação de estabelecimentos e internatos para os que, em um passado remoto, eram considerados loucos, quase imbecis.

> A situação das pessoas com surdez pré-lingüística antes de 1750 era de fato uma calamidade: incapazes de desenvolver a fala e, portanto, mudos, incapazes de comunicar-se livremente até mesmo com seus familiares, restritos a alguns sinais e gestos rudimentares, isolados [...] privados de alfabetização e instrução, de todo o conhecimento do mundo, forçados a fazer trabalhos mais desprezíveis, vivendo sozinhos, muitas vezes à beira da miséria, considerados pela lei e pela sociedade como pouco mais do que imbecis. (Sacks, 1990, p. 27)

Em 1755, foi inaugurada, na França, a primeira escola de surdos pelo Abade de L'Epeé, passando a privilegiar o acesso à leitura e à escrita pelos sinais. L'Epeé construiu os sinais metódicos, uma linguagem artificial, que tinham duas origens diversas: ou provinham da linguagem de sinais utilizada pelos surdos parisienses ou eram sinais inventados, por ele, para ajustar a sinalização dos surdos à língua francesa. Dessa forma, nas apresentações públicas de seus alunos surdos era notória a facilidade que os estudantes possuíam de escrever em francês. Todavia, como destacado por Bebián (professor da escola do abade), os alunos só conseguiam estabelecer a relação de codificação e decodificação, tornando-se excelentes copistas, mas mantendo uma real dificuldade em compreender o que haviam escrito.

As manifestações públicas dos alunos de L'Epeé foram, no entanto, fundamentais para ampliar o debate sobre a educação de surdos e, de alguma forma, popularizar a questão.

Desde então, a institucionalização da educação de surdos acirrou o debate sobre a utilização de técnicas pedagógicas, o papel da linguagem oral e a forma de integração à sociedade majoritária. Subjacente a tais discussões já se evidenciava a tendência epistemológica de distintas (e incomensuráveis) teorias sobre a surdez e o sujeito surdo.

Inúmeras propostas educacionais foram aplicadas nos diferentes países da Europa no século XVIII e início do século XIX. Cada região possuía uma forma peculiar de educar os surdos; na França, como já assinalado, utilizava-se a comunicação com sinais para ensinar a leitura e a escrita; na Alemanha, predominava o treinamento da linguagem oral, em uma abordagem que consolidou os fundamentos do oralismo; e, na Inglaterra, o método utilizado também possuía seu viés oralista.

De fato, apenas no final do século XIX, a partir do Congresso de Milão (ocorrido em 1880), a discussão sobre a integração escolar e social na surdez parece afirmar-se de forma contundente nas propostas educacionais, neste caso, marcando a instauração da abordagem oralista como metodologia de trabalho que deveria ser seguida pelos países representados no congresso[7].

De acordo com a proposta oralista, para a integração do surdo à sociedade majoritária, a única forma viável seria a aprendizagem da fala e o "esquecimento" ou a proibição do uso da linguagem sinalizada, considerada um fator de atraso ao desenvolvimento do sujeito.

A língua de sinais é compreendida como limitadora das possibilidades de integração social e precária em suas funções representativas, enquanto sistema gramatical. É, portanto, concebida como linguagem primitiva e deficitária para a expressão do pensamento.

---

7. É importante destacar que ocorreu uma votação neste congresso, de forma a validar a metodologia oralista, que deveria ser utilizada em toda a Europa, impedindo de forma radical o uso da língua de sinais na educação de surdos e privilegiando a aprendizagem/treinamento da língua oral. Deve-se ressaltar que os professores surdos não puderam participar das resoluções finais que propuseram a instauração de tal programa de ensino para surdos.

Para maior compreensão sobre as teses centrais sustentadas pelo oralismo, vale resgatar algumas questões de fundo que nortearam a implementação de tal programa de forma tão bem-sucedida e devastadora.

Havia uma preocupação crescente sobre o funcionamento dos órgãos articuladores da fala; a fonética ampliava seu espaço de atuação, sobretudo com as considerações de Alexander Bell, um foneticista preocupado em pesquisar a relação da posição dos órgãos fonoauditivos e a emissão de fonema. Além disso, pairava a idéia iluminista de que todos os homens, se preparados e bem treinados, poderiam desenvolver-se plenamente. Desse modo haveria uma solução para os surdos mediante rigorosa disciplina que os conduziria à humanização.

As novas formas de compreender o mundo e de organizá-lo foram amplamente argumentadas pelos positivistas, que desmereceram as concepções que não se baseassem em fatos concretos, no empiricismo, e fortaleciam as constatações científicas e quantitativas. Por isso, a idéia de que os sinais não eram comprovadamente uma língua, mas uma "mímica" que revelava a limitação do pensamento do surdo.

Ainda hoje, o oralismo coloca-se como proposta à escolarização e à integração social dos surdos. Entretanto, críticas severas são apontadas aos oralistas no que se refere tanto à sua concepção de linguagem quanto às técnicas utilizadas para aquisição da fala. Essa abordagem demonstrou sua ineficiência em levar o mundo oral aos surdos e resultou no desprestígio da língua de sinais, fazendo predominar (até hoje) a concepção de que os sinais consistem em uma forma de comunicação carente de sistematicidade e pobre como instrumento de pensamento.

Sacks comenta, por exemplo, que no oralismo, os alunos surdos tiveram de aprender o que era antinatural para eles, foram impedidos de usar, no espaço escolar, sua linguagem "natural" (não no sentido de propensão inata). As técnicas eram penosas e impediam a integração dos surdos, não só com ouvintes, mas também com a comunidade de iguais.

Apenas por volta de 1960, com um trabalho publicado nos Estados Unidos por William Stokoe, a língua de sinais começa a ser compreendida em seu aspecto lingüístico como "língua", havendo a elaboração do primeiro dicionário da Língua Americana de Sinais, que passa a nortear a "lingüística de sinais"[8].

Para Stokoe, a língua de sinais estruturou-se com base nas interações e no convívio social dos surdos, tornando-se menos icônica e mais simbólica, pois cada gesto associou-se a uma representação, e, conseqüentemente, organizando a gramática dos sinais[9].

Os apontamentos alteraram radicalmente a própria concepção sobre surdez e sujeito surdo, já que a língua significa o mundo e estrutura o pensamento. A língua de sinais passou a ser analisada em seu aspecto lingüístico como um sistema unificado e como "instrumento" de comunicação de determinada comunidade.

Afetada pelas idéias de Stokoe, mas preocupada com a educação de surdos, como preconizam as diretrizes educacionais para ouvintes, ainda em meados do século XX, surge a Comunicação Total, outra proposta educacional que buscava soluções práticas para as dificuldades de aprendizagem do aluno surdo. Nessa abordagem, privilegiam-se todas as formas de comunicação na prática pedagógica – a língua de

---

8. Com base nas argumentações de Behares (1990), os estudos de Stokoe buscaram evidenciar que a língua de sinais apresentava os pré-requisitos necessários para seu estatuto enquanto língua. O autor aponta, adicionalmente, que a língua de sinais é utilizada por uma comunidade lingüística e tida como língua para aqueles que dela fazem uso.
9. William Stokoe foi bastante criticado por seus colegas lingüistas, ainda muito fonocentrados, por haver defendido a idéia de que a linguagem, em sinais, era uma língua.

sinais, a datilologia, a linguagem oral etc., recursos variados que, segundo seus proponentes, possibilitavam maior interação do surdo com o mundo circundante, o que resultou no desenvolvimento de estratégias comunicativas mistas ou bimodais[10].

O avanço dos estudos sobre as línguas de sinais e os debates relativos às orientações educacionais ofereceram argumentos cada vez mais consistentes com a tecedura de propostas educacionais fundamentadas na educação bilíngüe para surdos. A educação bilíngüe propõe a aquisição da língua de sinais o mais precocemente possível, sendo a língua representativa da comunidade majoritária aprendida como uma segunda língua. Defende-se a utilização das duas línguas em contextos distintos de uso e, conseqüentemente, um aumento nas possibilidades de interação social do surdo.

Nessa proposta educacional, a língua de sinais deixa de ser um empecilho e transforma-se na condição central de integração social para o surdo. Primeiro pretende-se que o surdo adquira, o quanto antes, sua linguagem "natural" (a língua de sinais), possibilitando, assim, a ampliação de suas interações sociais e sua maior penetração no universo cultural. Em seguida, propõe-se a aprendizagem das modalidades oral e escrita da língua majoritária.

A discussão sobre a escolarização e a integração dos surdos, bem como seus diferentes encaminhamentos, envolve, necessariamente, a discussão do papel da linguagem na constituição do homem.

---

10. A educação baseada na Comunicação Total ocasionou controvérsias a respeito do processo de aprendizagem dos surdos. Algumas pesquisas e revisões da área (como a de Marchesi; Góes, 1996; Lacerda, Souza) apontam para o fato de que o uso simultâneo de duas modalidades lingüísticas (sinalizada e falada), de origem distinta, resulta numa criação de sistemas artificiais e ineficientes para a aquisição dos conhecimentos escolares e da escrita pelos surdos.

Nesse sentido, diante de diferentes abordagens educacionais e dos apontamentos divergentes sobre a língua de sinais, cabe assinalar algumas concepções sobre a linguagem e o estatuto conferido à língua de sinais.

A língua de sinais diante de concepções sobre linguagem

Em termos gerais, as propostas educacionais para o surdo diferenciam-se basicamente pelas distintas concepções sobre linguagem e sua relação com a estruturação da atividade psíquica.

As diferenças evidenciam a polêmica relativa à língua de sinais:

- Teria, efetivamente, um estatuto lingüístico?
- Seria de fato uma língua?
- Permitiria o mesmo processo de significação que a língua oral?

Essas interrogações, hoje, invadem os campos da psicologia, da lingüística, da sociolingüística, demarcando um espaço com maior possibilidade de imbricações do que realmente delimitações de território.

No que se refere à lingüística, Massone lembra que a gramática estruturalista concebe a língua como sistema de signos vocais pelo qual o homem pode comunicar-se, razão por que o som e o aparato fonoauditivo apresentam-se como essenciais para o cumprimento da tarefa. A fala deve ser privilegiada e a comunicação que prescinde do oral é portadora de um comportamento patológico que se estigmatiza, sendo artificial e limitadora.

A concepção estruturalista serve como pano de fundo teórico para a maioria dos trabalhos da abordagem oralista, porque a fala é tomada como canal privilegiado para interação social. O lingüista Saussure – principal representante do estruturalismo e seu fundador – concebe a língua como objeto de estudo em si mesmo, entidade abstrata que possui regras próprias, resultantes de formas complexas de relação que uma comunidade estabelece entre signos sonoros e conceitos. Para ele, o signo apresenta-se sob duas partes indissociáveis – a existência de um conceito e de uma imagem acústica –, referindo-se, assim, ao papel do som, mesmo que de forma secundária, na construção do signo.

> [...] é bastante razoável que Saussure, e os primeiros lingüistas [...], tivessem partido da "verdade" de que a linguagem de sinais era equiparável, e mesmo isomórfica, à mímica. Logo, pertence ao "mundo natural", ao heteróclito perturbador, ao imprevisível, ao irrepetível e ao individual. O problema é que a partir dessa "verdade" fizeram derivar outras, entre as quais "toda língua é oral". Da assunção dessa outra "verdade" foi recolocada uma outra [...] a da linearidade do signo. Ao ser vinculada à "natureza auditiva" do significante se exclui a existência de significantes de outra natureza (visual) e, em conseqüência, é banida da lingüística e dos lingüistas a possibilidade de vê-los como objeto de estudo. (Souza, 1996, p. 225)

Contrapondo-se às colocações estruturalistas e tentando explicar a criação infinita de enunciações, Noam Chomsky, importante lingüista, busca redimensionar os estudos sobre a língua, conferindo importância central às pesquisas que pudessem revelar as leis lógicas e elementares já existentes na espécie humana, leis, por sua vez, inatas. Para esse autor, a face sonora e a linearidade podem ser vistas como aspectos secundários.

Essas proposições gerais foram responsáveis pela formação de vários pesquisadores que se apoiaram na língua de sinais para comprovarem seu estatuto lingüístico. Entre eles destacam-se: Belluggi, Elissa Newport, Ted Supalla e outros.

Belluggi, com base em pesquisas sobre a língua de sinais, concluiu que ela possui uma estrutura espacial semelhante, embora apresentasse diferentes formas de sinalização, nas diversas regiões do mundo.

Elissa Newport e Ted Supalla provaram que as crianças, mesmo submetidas ao uso incorreto da American Sign Language (ASL), elaboram com perfeição seu uso gramatical, buscando demonstrar o caráter inato da competência gramatical no cérebro.

Com estudos variados e uma maior influência da sociologia nos trabalhos relacionados à linguagem, a lingüística passou a incluir outras perspectivas teóricas e pressupostos que ampliam as considerações sobre a linguagem e os processos humanos. Entre as teorias mais recentes da lingüística, destacam-se as que privilegiam o discurso, deslocando a concepção de língua como sistema abstrato, considerando a posição do falante e incluindo-a na rede de movimentos dialógicos, as interações verbais.

Essa concepção tende a reorientar o debate sobre a língua e, conseqüentemente, sobre a fala. Entre as vertentes de uma visão discursiva, há trabalhos que conferem um papel central à linguagem em sua relação com a formação da atividade psíquica do homem.

Bakhtin (1995) – um dos autores que buscou redimensionar o papel da língua(gem) na constituição do homem, propondo novas possibilidades de estudo na lingüística – atribuía ao signo lingüístico centralidade na constituição do indivíduo, em função de sua natureza social e ideológica. O autor comenta: *"A consciência adquire forma e existência nos signos criados por um grupo organizado no curso de suas relações sociais. Os signos são o alimento da consciência"*. (p. 35)

Para ele, a produção lingüística está circunscrita pela história dos homens; o que se fala, a quem se fala e como se fala são aspectos que estão além da língua e tornam-se compreensíveis pelo universo discursivo. O signo ideológico está sustentado *"nas palavras e é acompanhado por ela"* (Bakhtin, 1995, p. 38). Por esse motivo, não há a preocupação explícita com o canal em que a língua é produzida, mas com os efeitos da linguagem na produção de sentido. Em termos gerais, significa afirmar que, se o surdo se utiliza dos sinais como uma língua natural, os estudos devem orientar-se para a explicação de como os sinais são organizados coletivamente na composição da língua e como se estruturam no plano intrapsíquico.

A relação existente entre língua(gem) e os processos humanos se dá, nessa abordagem, numa visão desconcertante, pois, se por um lado a linguagem é expansiva e flexível, compondo uma rede infinita de sentidos nos movimentos intersubjetivos, ela também estabiliza e proporciona os limites da interpretação.

[...] a relação do homem com a realidade, mediada pela linguagem, só pode ser pensada no domínio da interpretação. (Morato, 1996, p. 18)

Assim, a língua(gem) cria as condições possíveis para o desenvolvimento cognitivo, tanto por sua limitação, na interpretação e no reconhecimento do mundo, como também pela sua flexibilidade, nos elementos que estão dispostos na dinâmica interativa.

Nesse sentido, não se deve categorizar as línguas e atribuir-lhes valor, pois não existe uma língua correta ou mais desenvolvida; existem línguas diferentes. A língua não deve ser compreendida como algo acabado, em um sistema de regras fechado, mas num movimento dinâmico.

Para Bakhtin, desde o início, no desenvolvimento ontogenético, a criança está imersa em um mundo lingüístico, em função de sua imersão no fluxo dinâmico da cadeia verbal de seu contexto social. O signo, por sua própria natureza fundante, é polissêmico, dessa forma todo o jogo enunciativo baseia-se no diálogo, no qual o receptor e o locutor estabelecem uma compreensão de suas palavras. O jogo dialógico só pode instaurar-se em função da reflexão existente entre os pares envolvidos no diálogo e nas expressões lingüísticas que vão sendo constituídas.

A língua de sinais é a língua natural dos surdos, que permite e promove sua inserção no contexto histórico e cultural, como sujeito lingüístico que produz linguagem e por ela está circunscrita.

A língua de sinais é, portanto, uma língua representativa da comunidade surda, cujos membros apresentam uma diferença que não está baseada no padrão de normalidade ou de anormalidade, mas em especificidades culturais.

O contato precoce do surdo com a língua de sinais é fundamental para constituição do intelecto da criança, ampliando suas relações com o mundo e garantindo seu pertencimento ao seu grupo social e o reconhecimento de sua identidade cultural.

Sacks comenta sobre as pesquisas neurológicas que tentam analisar e avaliar como o cérebro se organiza diante da língua de sinais. Hellen Neville, citada por Sacks, demonstrou que as crianças usavam predominantemente o hemisfério esquerdo do cérebro na comunicação por sinais, pois seus usuários lêem melhor o sinal quando eles se estruturam no campo visual direito. Belluggi descobriu que o hemisfério esquerdo é fundamental para a língua de sinais, assim como a fala. Isso significa afirmar que:

[...] a língua de sinais é uma língua e é tratada como tal pelo cérebro, apesar de ser visual em vez de auditiva e espacial em vez de seqüencialmente organizada. (Sacks, 1990, p. 106)

A função da linguagem na estruturação do funcionamento mental superior é estudada por vários pesquisadores interessados em discutir como a língua de sinais vai-se tornando instância fundamental para o desenvolvimento intelectual das crianças surdas.

Goldfeld demonstra, com base em seus dados de pesquisa, os variados momentos nos quais a fala egocêntrica, organizada em sinais, é utilizada pela criança na estruturação de sua ação. Além disso, a autora salienta a função da linguagem na atenção e memória, bem como nas instâncias em que são necessários os processos de abstração e generalização.

Discutindo a constituição do sujeito, em especial no que se refere à esfera da cognição, estudos têm argumentado pela centralidade da linguagem no desenvolvimento mental humano. Destaca-se não somente a possibilidade que ela traz para a comunicação, mas também para o funcionamento superior, o processo de simbolização, a construção da imaginação, da memória, da atenção etc.

Esses aspectos precisam ser tomados como indicativos e outros precisam ser ampliados, por exemplo, o jogo de faz-de-conta em crianças surdas que se encontram em fase de aquisição da língua de sinais: Qual é o modo de funcionamento lúdico dessas crianças? Que recursos expressivos elas utilizam ao brincar? Como configuram os papéis nas encenações lúdicas?

A atenção volta-se à participação fundamental que a "língua(gem)" possui na constituição no plano cognitivo, que é aqui vinculado ao funcionamento da imaginação, representado no acontecimento do faz-de-conta.

O papel da atividade de brincar no desenvolvimento da criança

A imperatriz criança – conforme o seu título já dizia – era a soberana de todos os inumeráveis países do reino sem fronteiras de Fantasia; na verdade, porém, ela era muito mais do que soberana, ou melhor, era algo diferente.

Não governava, nunca tinha empregado a força ou feito uso de seu poder, não dava ordens, não julgava ninguém, nunca atacava nem tinha de se defender de atacante algum; pois ninguém jamais pensaria em se rebelar contra ela ou em lhe fazer mal. Para ela, todos eram iguais.

Limitava-se a existir, mas sua existência tinha um significado muito especial: ela era o centro de toda a vida de Fantasia.

Ninguém podia compreender bem o seu segredo, mas todos sabiam que era assim. E por isso mesmo ela era respeitada por todas as criaturas daquele reino, e todos se preocupavam igualmente com a sua sobrevivência. Pois sua morte seria o fim de todos, o fim do incomensurável reino da Fantasia. (p. 29)

(*História sem fim*, de Michael Ende)

As produções sobre a atividade de brincar variam consideravelmente com relação aos paradigmas teóricos sustentados pelos diversos autores. Não obstante isso, podem-se constatar algumas concordâncias sobre a importância da atividade lúdica na ontogênese, particularmente no que se refere às funções qualitativas que, ao brincar, as crianças desenvolvem.

Em geral, os teóricos (Winnicott, Piaget e Inhelder, Leontiev e outros) concordam que o brincar possibilita maior desenvolvimento da imaginação da criança, pois ela tende a realizar, no plano simbólico, as ações do mundo adulto. No entanto, os autores divergem radicalmente sobre as leis gerais que motivam o brincar e sua relação com o desenvolvimento cognitivo.

Grugeon destaca as habilidades lingüísticas exploradas pelas crianças nas interações decorrentes do jogo, argumentando pela necessidade de garantir o tempo e o espaço para as brincadeiras nas escolas.

Mellou aponta que no jogo dramático a criança transforma o ambiente em que vive, representando o que compreende do mundo. Com a imaginação, ela cria novas situações de faz-de-conta, inventa histórias, em uma permanente interação com o ambiente.

Concordando com esses autores, pode-se deduzir que o jogo dramático promove determinados valores educacionais como cooperação, desenvolvimento lingüístico, crescimento social, habilidade de pensar criticamente, desenvolvimento de valores morais etc.

A conclusão parece ser uníssona: certamente o brincar é uma atividade fundamental ao desenvolvimento social, intelectual e emocional da criança, e proporciona experiências qualitativamente essenciais na ontogênese.

No entanto, mesmo quando os autores referem-se a conceitos aparentemente similares (por exemplo, a dimensão interativa do brincar com o ambiente), há diferentes interpretações sobre essa atividade. No plano das formulações gerais, a origem da atividade, sua possível relação com o funcionamento mental da criança, a motivação da brincadeira e as leis mais gerais que a regem são aspectos ainda em discussão pelos pesquisadores, que, naturalmente, assumem esse debate conforme a perspectiva teórica na qual se espelham.

Em algumas abordagens, o aspecto afetivo do brincar é destacado como um momento de satisfação, de prazer, uma possível "válvula de escape" emocional da criança, um espaço no qual, por exemplo, ódio e agressão podem ser vivenciados com menor contenção. Por isso, por meio da experiência lúdica, a criança amplia suas possibilidades de compreensão dos objetos e acontecimentos no mundo e encontra momentos, na fantasia, para compreendê-los e incorporá-los emocionalmente. A brincadeira fornece um espaço inicial e central para a ampliação das vivências emocionais, e propicia o desenvolvimento de contatos sociais.

Winnicott (1975, p. 62), em seu texto "O brincar: uma exposição teórica", aponta sua preocupação sobre o modo como a psicanálise interpreta a atividade. Para o autor, a brincadeira *"tem um lugar e um tempo"*, pois não ocorre apenas no plano interno da criança, tampouco no *"verdadeiramente externo"* (grifo nosso).

Ao assumir essa posição, Winnicott (1975, p. 163) conclui que as crianças brincam por prazer e para o domínio de suas angústias, controlando idéias e impulsos. Para além dessa dedução, o autor afirma: *"A brincadeira é a prova evidente e constante da capacidade criadora, que quer dizer vivência".*

Partindo de um pressuposto semelhante, alguns autores afirmam que o brinquedo é uma criação contínua e espontânea, outros já indicam que é a primeira conquista da criança em sua relação com o mundo exterior, com o universo dos objetos.

A perspectiva cognitivista, embora estivesse menos orientada para questões do afeto, parece concordar com esses aspectos fundantes do ato de brincar. Considerando a visão psicogenética, Piaget e Inhelder admitem que o brincar está intimamente relacionado à satisfação da criança, ou seja, o jogo vai evoluindo em um esforço adaptativo para garantir a manutenção e o exercício da atividade, que tem como motivação básica o prazer em dominar e direcionar a ação.

As considerações de Piaget sobre o jogo simbólico estão também vinculadas ao que ele discute com relação ao pensamento egocêntrico na infância, uma fase na qual a criança tende a apresentar uma fala orientada para si mesma e suas ações são realizadas com base em uma perspectiva autocentrada. Nesse referencial, o jogo simbólico participaria da transição do pensamento egocêntrico para o social/adaptado, no qual as ações das crianças estão guiadas também pela lógica do real e orientadas para o outro.

O jogo simbólico emerge no final da etapa sensório-motora e estende-se à pré-operatória, na qual as funções semióticas são desenvolvidas. Por isso, Piaget afirma que, em um momento inicial, o jogo está basicamente livre de regras, orientado a uma satisfação momentânea da criança, transformando-se, em um momento posterior, em razão do aumento da socialização da criança e da incorporação de uma regência de leis gerais. Assim, a brincadeira é uma função assimilativa do eu, ou seja, é a possibilidade da criança em transformar a realidade à sua exigência emocional.

Os apontamentos são interessantes, mas outros autores destacam a necessidade de compreender o lúdico de forma contextualizada, conforme as condições histórico-culturais em que ocorre.

Ariés, por exemplo, ao relatar como as crianças e os adultos brincavam no século XVII, destaca a relevância dos contextos sociais, os modos como a sociedade vai compor o jogo em seu cotidiano histórico. Ou seja, condutas valorizadas pela sociedade estão refletidas na forma pela qual as crianças brincam. Essa forma de interpretar redimensiona a concepção da atividade em sua relação com a cultura.

Entre os pesquisadores da abordagem histórico-cultural, Elkonin (1984) assumiu perspectiva semelhante ao estudar a origem filogenética dos jogos e sua estreita relação com os aspectos sociais. Em suas análises e discussões, buscou mostrar que os diferentes jogos em culturas distintas refletem a organização das atividades de determinado grupo social; as pessoas brincam/jogam de diversas formas, em diferentes culturas.

O jogo de faz-de-conta na perspectiva histórico-cultural

Com relação à atividade lúdica, Vygotsky (1988b) discorda das pesquisas que apontam a origem do brincar vinculada à satisfação, ao prazer. Para ele, a criança brinca para preencher necessidades em sua compreensão do mundo adulto.

O brincar está permeado pelo desejo, no preenchimento de necessidades que não podem ser satisfeitas; é, portanto, guiado por sua dimensão afetiva, pelos recursos da imaginação. Assim, as dimensões cognitiva e afetiva são fundamentais para compreender a contribuição do brincar ao desenvolvimento infantil, no alcance de níveis de funcionamento complexo. A criança atua no faz-de-conta para satisfazer suas necessidades mais imediatas e realizar atividades que ainda não domina (andar a cavalo, ser enfermeira, cozinheira etc.), vivenciando aspectos relativos ao real.

Essa interpretação enfatiza a reconstrução do mundo real como definidor da ação simbólica. É na atividade lúdica que a criança reconstrói suas vivências com o mundo adulto, por meio das regras e das generalizações de papéis prototípicos culturalmente.

Nesse sentido, o faz-de-conta possibilita que a criança internalize aspectos do mundo adulto, das relações sociais, não apenas reproduzindo o mundo, como se o brincar fosse uma "colagem", mas transformando, ao brincar, a sua experiência pessoal.

Seguindo essas teses centrais, Vygotsky (1987b) argumenta que a atividade humana não pode ser assumida em um pressuposto de mera reprodução e conservação de experiências vividas, mas pelas possibilidades que o homem tem de criar e imaginar situações que não foram diretamente vivenciadas. A capacidade de criar, que se desdobra na direção da fantasia, é denominada imaginação e está relacionada à atividade prática dos sujeitos, mediatizada pela linguagem. O faz-de-conta, portanto, não pode ser compreendido como simples especulação fantástica, dissociado de condições culturais de produção.

Para Vygotsky, a natureza humana deve ser compreendida mediante intercâmbios culturais. A capacidade de o homem perceber e arquivar imagens do mundo encontra-se ancorada ao movimento intrapsíquico do signo. Nesse sentido, a memória e a percepção não estão em contradição com a imaginação; pelo contrário, a fantasia apóia-se na memória, dispõe do material arquivado e percebido do mundo em novas combinações, conferindo-lhe, ao mesmo tempo, aspecto inovador (transformando as imagens do mundo) e cristalizador (refletindo o aspecto cultural e histórico do signo).

Rocha (1994) considera que alguns teóricos (por exemplo, Elkonin e Leontiev), por terem dado atenção a certos aspectos das interpretações de Vygotsky, privilegiam a dimensão do real e suas regras na atividade lúdica e negligenciam as possibilidades de superação do vivenciado.

Góes (1996) evidencia posições distintas de pesquisadores na leitura das propostas de Vygotsky sobre o brincar. A autora comenta, por um lado, críticas, como a de Fein, pela ênfase que Vygotsky atribui ao real, à dimensão cognitiva, na configuração do brincar (a submissão às regras impostas pelo culturalmente vivenciado), distanciando-se das análises pertinentes ao afetivo do funcionamento imaginário. Lembra, por outro lado, que há críticas em outra direção; Vygotsky, ao privilegiar o imaginário, teria negligenciado as especificidades culturais do mundo concreto que se impõe à criança (como, por exemplo, apontam Gaskins e Goncu).

Pino argumenta que se devem compreender as relações entre real e imaginação como uma fronteira que se dilui e interpenetra. No brincar, o real e a fantasia interpelam-se, em um mecanismo dialético, de forma a garantir ao jogo seu caráter fantástico (onde tudo pode ser realizado) e cultural (guiado por regras e papéis sociais).

Apesar de algumas controvérsias teóricas, a interpretação do brincar na abordagem histórico-cultural oferece diretriz promissora para aprofundar o estudo da atividade, particularmente no enfoque às criativas formas de interpretação do real que a criança revela na brincadeira.

Oliveira (1996) evidencia que a atividade lúdica possibilita avanço nas competências habituais da criança, pois permite que suas ações sejam guiadas para além de seu comportamento cotidiano. O brinquedo cria uma zona proximal de desenvolvimento, um espaço de capacidades emergentes, promovendo uma transição do pensamento concreto ao pensamento abstrato, maior flexibilização na recomposição de significados.

Ao tomar-lhes o papel [...] a criança coloca-se dentro de formas mais complexas de funcionamento psicológico, ou seja, mais avançadas em relação a suas condições de atuação independente [...] (Oliveira, 1996, p. 79)

Ao brincar, a criança vê o objeto, mas desprende-se de sua determinação perceptiva; ela o utiliza de modo que supera aquilo que percebe. Sua ação é guiada pelo significado atribuído ao objeto e não exatamente pelo que ele representa no real. Assim, uma pedra pode significar um carro; um balde, uma montanha; um galho pode "transformar-se" em uma colher.

O brinquedo implica a transição de uma situação dependente do campo perceptivo para uma nova situação, em virtude da transgressão tornada possível pelos recursos da imaginação. Embora a ação esteja guiada pelas coisas, o pensamento separa-se do objeto concreto e abre possibilidades ao campo das idéias. No entanto, não é qualquer objeto que pode dar sustentação a qualquer significado e motivar determinada ação. Os objetos estão subordinados aos significados, mas estes requerem certa estabilidade na ação que a criança compõe ao brincar.

Oliveira (1988) destaca a importância da dimensão interativa do brincar e dos processos de significação emergentes no jogo, apontando os variados recursos lingüísticos que a criança utiliza para configurar a atividade. É pela palavra que a criança define seus papéis e compõe formas de ação partilhadas com seus pares, ao estabilizar os significados dos objetos negociados, atribuindo sentido à ação lúdica.

Assim, no estudo do faz-de-conta, é fundamental examinar a composição do papel e da cena, bem como a produção de sentidos emergentes no jogo, aspectos relacionados ao jogo dialógico sustentado pelos participantes por meio da linguagem.

A criança também compõe os significados de sua ação e negocia, diretamente ou não, com os pares. O jogo de faz-de-conta apresenta uma variedade de comportamentos, "modos de significação" do sujeito e o brincar é, então, constituído pelos signos. Cada gesto, cada palavra fundamenta o desenvolvimento do jogo, subvertendo o campo das coisas ao campo das idéias.

Nesse movimento de produção de sentidos, os recursos lingüísticos (elementos da significação) participam da atribuição de papéis e da configuração da ação no brincar e compõem um tema lúdico singular para cada criança.

Embora Bakhtin não tenha discutido o desenvolvimento infantil, nem mesmo o brincar, é interessante destacar uma de suas formulações acerca dos processos de produção de sentido, que tem relevância para essas considerações. Para o autor, o significado não é transparente, não está previamente determinado, constituindo-se nos processos de enunciação.

O *tema* da enunciação está composto por todos os elementos lingüísticos, verbais ou não-verbais, que se apresentam durante a atividade dialógica. O *tema* é construído pelo dito e não dito, no local de sua produção e em seu momento histórico.

Arriscando uma transposição desse conceito para o âmbito do brincar, pode-se dizer que o *tema* emergente é aquele construído pelos protagonistas em seu contexto de apresentação e envolve aspectos negociados entre os pares. Assim, o brincar não deve ser apenas compreendido pelo material verbal, mas também pela consideração das variadas formas de produção de significados que, indicados no momento da brincadeira, definirão sua singularidade e impossibilidade de repetição.

Com base nessas considerações, torna-se importante ressaltar o fato de que, para compreender o brincar e estudá-lo, não basta atentar às palavras ditas, é necessário reparar nos movimentos intersubjetivos que possibilitam significações negociadas na dinâmica interativa. Por isso, apresenta-se como fundamental o exame de aspectos situacionais e a sua articulação com a palavra, na configuração da brincadeira, no que se refere tanto à incorporação de papéis quanto à organização da ação lúdica.

O brincar da criança surda

Quando se pretende estudar o brincar de crianças surdas que utilizam intensamente sua gestualidade e encontram-se em fase de aquisição da língua de sinais e da língua falada, uma importante indagação diz respeito a como, com base na dinâmica interativa, essas crianças compõem a brincadeira, em termos dos recursos expressivos usados na estruturação da atividade e do modo pelo qual esses recursos participam da configuração dos papéis simbólicos.

Como foi dito anteriormente, com relação à surdez o debate versa sobre a concepção de língua(gem) e seu papel na constituição do sujeito. Nesse sentido, é interessante observar como os recursos expressivos e, mais especificamente, a língua de sinais, articulam-se com as ações componentes do brincar.

Vygotsky (1988a) comenta que *"a palavra é o microcosmo da consciência humana"*, que permite o desenvolvimento das funções superiores e revela a especificidade do homem.

Diante de tais interpretações, cabe indagar sobre a repercussão que pode ter a experiência lingüística de sujeitos surdos, filhos de pais ouvintes, que não tiveram acesso precoce a uma língua e, portanto, desenvolveram-se lingüisticamente de forma diferenciada, adquirindo um pouco tarde sua língua natural, a de sinais.

Dessa maneira, sabendo que o brincar é a atividade principal no desenvolvimento pré-escolar que envolve as articulações entre língua e recursos expressivos, real/imaginação/funcionamento psicológico e flexibilização de significados pela linguagem, é relevante a indagação sobre como crianças com um desenvolvimento lingüístico atípico brincam. Qual é o papel da língua de sinais e dos recursos lingüísticos na composição do brincar?

Góes (1997) pesquisou um grupo de crianças surdas em atividade em uma brinquedoteca. A autora constatou, em suas observações, por um lado, limitação nos usos de linguagem (sinais e fala) e tendência da criança surda a interagir nas brincadeiras com apoio na utilização de recursos gestuais e expressão corporal, ou em aspectos situacionais. Por outro lado, apesar dessa caracterização geral, não se verificou uma impossibilidade de construção da ação simbólica, nem mesmo uma incapacidade de abstração, pois o uso de sinais, embora ainda em aquisição pelos sujeitos, já lhes garantia condições de um funcionamento mental de ordem complexa. O estudo mostrou que as crianças encenam episódios de faz-de-conta de forma bem articulada e com apoio na língua de sinais. Elas brincam assumindo papéis diversos (do contexto familiar ou das esferas do mundo de atividades adultas – cabeleireiro, pintor, motorista etc.) explorando, também no faz-de-conta, ações que são pertinentes à pessoa ouvinte (quando brincam de conversar ao telefone, ou de médico que ausculta o paciente etc.). Essa e outras pesquisas sobre a surdez vêm considerando o papel fundamental da língua de sinais na constituição do sujeito surdo.

Pesquisando o brincar

Para investigar o brincar, uma das preocupações centrais é identificar espaços privilegiados para emergência dessa atividade. Os locais devem ser propícios para o encontro entre crianças, ricos em sua diversidade de brinquedos e/ou recursos materiais variados e respeitosos com relação ao interesse da criança, de forma que ela brinque "do que quiser e de quem quiser", sem restrições.

Os parques, as escolas, as creches parecem apresentar contexto favorável para a emergência do lúdico na interação entre crianças, mas a brinquedoteca aparenta ter condições mais privilegiadas para o estudo, pela variação de brinquedos existentes, bem como pela organização espacial orientada para o desenvolvimento de brincadeiras.

Com base no contexto definido, cabe delimitar o caminho das interrogações:

- Como as crianças surdas em fase inicial de aquisição da língua de sinais assumem/encenam os papéis no jogo simbólico?
- Como a fala e/ou os sinais constituem o seu brincar?
- Como é estruturado seu funcionamento lúdico?
- Como se dá a articulação entre gestos, sinais, expressão corporal na composição e na significação do jogo de papéis?

Para discutir as dúvidas, é fundamental entrar na brincadeira, realizando uma investigação que recorra a alguns procedimentos metodológicos:

a) encontrar o espaço propício para realizar a investigação;
b) captar os momentos em que as crianças estão brincando;
c) transcrever os dados para identificar "episódios" de brincadeiras; e
d) categorizar e analisar os momentos do jogo de faz-de-conta.

De fato, ao examinar um material videogravado baseado nas cenas das crianças brincando juntas, compreendem-se os modos de funcionamento lúdico, focalizam-se os recursos expressivos e lingüísticos que são incorporados no faz-de--conta, na configuração de papéis, em relação ao uso dos objetos disponíveis e à interação estabelecida com parceiros da brincadeira.

Tendo como referência a criança surda em idade pré-escolar, que vivencia experiências de uso da língua de sinais e da língua falada, pode-se analisar a participação da linguagem (fala e/ou sinais) e de outros recursos semióticos ligados à gestualidade e à expressão corporal na composição de papéis lúdicos. Além disso, é possível examinar os modos pelos quais a criança compõe as personagens que encena: se pela linguagem, por gestos, por pantomima ou pelas ações típicas correspondentes aos papéis. Para além, faz-se necessário considerar os tipos de recursos materiais utilizados, já que a assunção de papéis pode ser direcionada pelo brinquedo empregado pela criança. Assim, por exemplo, a criança brinca de boneca e sua atividade lúdica é guiada pelas imposições do objeto-pivô (objeto que é usado para significar o outro). De maneira complementar está colocada outra questão: os modos de utilização da linguagem e dos recursos expressivos na composição das personagens.

3

Entrando na brincadeira...

Abençoado seja o Camelô dos brinquedos de tostão:
O que vende balõezinhos de cor
O macaquinho que trepa no coqueiro
O cachorrinho que bate com o rabo
Os homenzinhos que jogam box
A perereca verde que de repente dá um pulo que engraçado
E as canetinhas-tinteiro que jamais escreverão coisa alguma
Alegria das calçadas
Uns falam pelos cotovelos;
– "O cavalheiro chega em casa e diz: Meu filho, vai buscar um pedaço de banana para eu acender o charuto. Naturalmente o menino pensará: Papai está malu..."
Outros, coitados, têm a língua atada.
Todos porém sabem mexer nos cordéis com o tino ingênuo de demiurgos de inutilidades.
E ensinam no tumulto das ruas os mitos heróicos da meninice...
E dão aos homens que passam preocupados ou tristes uma lição de infância.

(*Camelôs*, Manuel Bandeira)

Para responder às indagações levantadas anteriormente e dar seqüência à pesquisa, a escolha da brinquedoteca era de grande importância, pois deveria acolher grupos de crianças surdas, em fase inicial de aquisição da língua de sinais, e, ao mesmo tempo, garantir condição para que a brincadeira pudesse ocorrer de forma espontânea, com a presença e articulação de pares, na liberdade de uso dos brinquedos.

Na época, o Grupo de Pesquisa Pensamento e Linguagem (Unicamp) possuía um banco de dados, sistematizado em vídeos, que focalizava a atividade lúdica de crianças surdas em uma brinquedoteca vinculada à Universidade de Campinas (SP).

Tendo como referência o material, a primeira intenção foi de realizar uma nova coleta de dados na mesma instituição. No entanto, na data da presente investigação, o projeto de atendimento aos grupos de crianças surdas estava extinto, inviabilizando a realização das gravações.

Buscando driblar o problema, a construção dos dados esteve fundamentada no banco de dados do grupo de pesquisa, somada a algumas visitas à brinquedoteca, de modo a captar o espaço físico e sua organização para melhor realizar a análise do material videogravado.

O espaço físico

A brinquedoteca funcionava em uma sala de 40 metros quadrados, tendo uma coluna de sustentação central, na qual eram fixados desenhos e/ou recados de crianças.

Como a sala se localizava no porão do prédio da universidade, a pouca luminosidade e a ventilação insuficiente requeriam luz artificial e o uso permanente de ventiladores. Duas das paredes possuíam prateleiras abertas, nas quais se encontravam expostos todos os brinquedos. A sala apresentava uma diversidade de recursos materiais, como bonecos, animais, *kits* relativos à reprodução de objetos específicos às atividades do mundo adulto (cozinha, feira, supermercado etc.), jogos diversos, materiais para montar e livros.

O espaço da brinquedoteca estava subdividido em três cantos específicos:

1) o canto do "camarim", localizado em um tablado circular, que possuía um cabideiro com várias fantasias, um espelho fixado na parede, material de maquiagem, mesas e cadeiras, compondo um ambiente para brincadeiras de teatro, cabeleireiro e outros;
2) um canto de almofadas com bichos de pelúcia e bonecos; e
3) um canto de instrumentos musicais, com reproduções de brinquedos, de um piano, e de variados instrumentos de percussão.

Além dessas subdivisões e das prateleiras referidas, havia vários outros objetos e peças de mobiliário distribuídos pela sala (mesas e cadeiras infantis, móbiles no teto, caixas de papelão etc.). Em função da diversidade do material, pode-se notar uma flexibilidade na organização do ambiente físico, pois as crianças ou os adultos podiam reestruturá-lo da maneira que preferiam para possibilitar uma configuração variada das brincadeiras.

As crianças

O grupo de crianças pesquisadas era composto por uma menina e sete meninos entre seis e sete anos.

A condição de surdez dessas crianças enquadrava-se entre o grau profundo e o severo. Todas as crianças eram filhas de pais ouvintes, o que sugere pouco (ou mesmo nenhum) contato com os sinais na fase inicial da infância. No entanto, desde o ano anterior às observações, a instituição vinha proporcionando, regularmente, às crianças e, em caráter opcional, a seus pais, atividades com instrutores surdos, para que pudessem aprender a Língua Brasileira de Sinais.

As sessões da brinquedoteca contavam com a presença da professora do grupo pesquisado. Ela acompanhava as crianças, da instituição até a brinquedoteca, e participava das brincadeiras. Algumas estagiárias da instituição e monitoras da própria brinquedoteca também podiam estar presentes durante as atividades, e o número de adultos presentes a cada sessão variava de três a cinco.

O grupo pesquisado freqüentava a brinquedoteca quinzenalmente, em horários agendados com antecedência, na parte da manhã, em um período de uma hora e meia.

As crianças chegavam e escolhiam os brinquedos, os parceiros e as brincadeiras. Os adultos brincavam junto e, quando necessário, coordenavam o uso dos brinquedos, para que todos pudessem brincar com os objetos desejados. Orientavam também os jogos de regras e, freqüentemente, participavam do faz-de-conta.

Ao final do horário da visita, as crianças deveriam arrumar a brinquedoteca, deixando-a organizada para o grupo seguinte.

A construção e a análise dos dados

A transcrição dos vídeos foi efetuada com a colaboração de uma auxiliar de pesquisa, que é uma pessoa surda usuária da Língua Brasileira de Sinais. A tarefa de transcrever esse tipo de material é bastante trabalhosa e demanda um tempo bem maior que o necessário para registro de situações usuais com sujeitos ouvintes/falantes.

O trabalho para análise dos dados deteve-se nos episódios de faz-de-conta, focalizando a configuração de personagens e as formas de uso de objetos, averiguando os recursos lingüísticos e expressivos que as crianças utilizavam nas composições do brincar.

A construção dos dados envolveu exame dos conjuntos de vídeos do grupo focalizado; seleção de episódios de interesse; definição de tópicos de análise em função dos objetos buscados; e exploração desses tópicos, considerando os recursos expressivos e lingüísticos utilizados.

Foram construídas unidades temáticas que buscaram refletir a composição do brincar dessas crianças surdas, conforme será relatado nos próximos capítulos. A análise foi orientada para explorar:

a) o uso do brinquedo na organização do jogo imaginário e os processos de flexibilização de significados instanciados pela língua de sinais;
b) a configuração dos papéis, destacando-se as relações desses com os recursos de linguagem utilizados e o envolvimento de parceiros.

A flexibilização de significados na brincadeira: pares e brinquedos em interação

Montado no meu cavalo
libertava Prometeu
toureava o minotauro
era amigo de Teseu
viajava o mundo inteiro nas estampas de Eucalol
à sombra do abacateiro
Ícaro fugia do sol
Subia o Monte Olimpo
ribanceira lá do quintal
mergulhava até Netuno
no oceano abissal
São Jorge ia pra lua
lutar contra o dragão
São Jorge quase morria
Mas eu lhe dava a mão
e voltava trazendo a moça
com que ia me casar
era a minha professora
que roubei do rei Lear.

(*Estampas de Eucalol*, Helio Contreiras)

Como afirmado anteriormente, ao brincar de faz-de-conta, a criança guia-se pelos significados que impõe ao campo perceptivo. O deslocamento efetiva-se pela linguagem, mais especificamente na palavra, e possui como elemento transitório o brinquedo (objeto-pivô).

A utilização dos brinquedos durante a atividade lúdica já foi estudada por autores da corrente histórico-cultural, mostrando que o instrumento promove a transição de uma ação vinculada às restrições impostas pelo ambiente imediato, para uma ação orientada pelo significado dos objetos, quando a criança age independentemente do que vê.

Na fase inicial do brincar, o uso do brinquedo está associado a uma maior colagem da imaginação ao real, ou seja, a criança brinca de forma muito atrelada àquilo que ela vivencia em suas relações com o mundo. Vygotsky explica que uma criança brincando com uma boneca repete o que sua mãe faz com ela, estando as regras dispostas, no brincar, ainda de forma condensada e a imaginação muito ligada à reprodução do real. O brinquedo está associado a uma lembrança do que aconteceu, uma memória em ação.

Nos anos posteriores, com o maior desenvolvimento do brincar e do funcionamento lingüístico, as regras tornam-se centrais na atividade lúdica, de forma que a criança brinca conforme a complexidade que os papéis envolvem na atividade.

Na articulação entre aspectos da realidade e possibilidades da imaginação, a criança encena situações lúdicas impregnadas por valores culturalmente compartilhados, de vivências sociais, que vão sendo negociadas pelos pares em interação.

Na ênfase dessas questões, o exame do material coletado na pesquisa sugere a consideração de três categorias referentes a variações na convencionalidade do uso que a criança surda faz dos brinquedos. Na apresentação a seguir estão descritos os usos e os recursos expressivos e lingüísticos que participam da configuração do brincar.

Uso convencional do brinquedo

A primeira categoria de análise do material coletado diz respeito aos momentos de "faz-de-conta" nos quais as crianças estão presas à determinação do objeto-pivô e constroem apenas ações impostas pelas características perceptivas e funcionais desse, sem inserir o manuseio em uma encenação seqüencial que o contextualize.

Episódio 1: A comidinha
Guilherme vai para o canto onde se encontra montado o kit de cozinha, que está em cima de uma mesa, e passa a manusear uma batedeira. Ele coloca os objetos de imitação de comida dentro da bacia da batedeira e começa a mexer a bacia, acrescentando, aos poucos, os ingredientes.

Pode-se notar que o brincar é composto por ações esquemáticas e típicas com os objetos, que reproduzem atividades do cotidiano do mundo adulto. O fazer-de-conta encontra-se estruturado pelo uso do brinquedo, pois ele vai guiando a ação da criança. Guilherme prepara as comidinhas, seguindo um esquema subordinado às possibilidades de ação circunscritas pelo uso típico da batedeira.

Com base nas considerações de Vygotsky (1988*b*), a brincadeira de Guilherme parece estar bastante vinculada à sua percepção do real, uma memória em ação, e os recursos de sua imaginação ainda estão subordinados às condições impostas pelo real. Como afirma o autor, os elementos da imaginação estão instanciados pela experiência passada, ancoradas na realidade, em uma relação direta com a memória e a percepção. Esses recursos expressivos são utilizados para uma adequada configuração das ações diante do objeto. Entretanto, a criança brinca basicamente apoiada nas implicações culturais que os brinquedos demandam e fica restrita a essas condições.

Nesse sentido, pode-se afirmar que Guilherme se atém ao real para compor sua ação lúdica e, para fazê-lo, não foi necessário apenas lembrar, mas colocar a memória em prática. Para tanto, a criança precisa ter disponível no plano cognitivo um desenvolvimento expressivo que lhe possibilite lembrar e agir, atribuindo significado à sua ação.

Uso convencional do brinquedo em contextos de rede de significados

Em uma segunda categoria, pode-se observar que o tema da brincadeira está sustentado pelo objeto-pivô, em seu uso convencional, mas a ação das crianças desdobra-se para além das características percebidas, ou seja, ocorre um maior desprendimento da ação lúdica diante do objeto. Por exemplo, as crianças estão brincando com um posto de gasolina e, com base nesse contexto, iniciam diálogos, constroem informações que não estão disponíveis no perceptivo-imediato, sinalizam que lavam o vidro do carro, colocam gasolina etc.

É importante salientar que, nesse desprendimento, os recursos lingüísticos se fazem mais presentes que na primeira categoria; os sinais, os gestos e a parceria são fundamentais para a seqüência do jogo, como se pode observar no episódio a seguir (nesse, assim como nos demais episódios, os sinais estão reproduzidos em caixa alta).

Episódio 2: O café
Ronaldo senta-se à mesa junto com a monitora, aponta para o jogo de café que se encontra em cima da mesa e sinaliza:
Ronaldo – LEITE/CAFÉ/AÇÚCAR

Então, coloca o leite na xícara, em seguida, o café e duas colherinhas de açúcar (utiliza vários materiais do jogo de café, indicando o leite, o café e o açúcar). Entrega a xícara à monitora, que toma o café e brinca com Ronaldo, simulando que o café está queimando a língua.
Monitora – QUENTE/ESPERAR
Ela continua a brincadeira... Assopra a xícara e "toma" o café com leite.
Monitora – GOSTOSO (aponta para Ronaldo)
Imediatamente, Ronaldo aponta para o açucareiro.
Ronaldo – AÇÚCAR?
Monitora continua a brincadeira, "toma" mais um pouco de café.
Monitora – OBRIGADO/BOM
Ronaldo – ACABAR
Monitora lhe entrega a xícara e pergunta:
Monitora – TER MAIS?
Monitora repete a pergunta:
Monitora – VOCÊ MAIS TER?
Ronaldo – ACABAR

Episódio 3: Posto de gasolina
Lucas está andando de joelhos no chão com dois carros em uma das mãos e sinaliza para a monitora:
Lucas – CARRO (mostrando com o dedo)/AMIGO
A monitora sinaliza:
Monitora – SEU (aponta para o carro)/AMIGO
Lucas continua andando com o joelho no chão e brincando com o carro, como se estivesse acelerando, e vocaliza:
Lucas – Ram! Ram! Ram!
Ele olha para um brinquedo que possui macacos pendurados em uma árvore e acelera para o carro bater na árvore. O carro bate na árvore e Lucas sinaliza:

Lucas – CARRO/BATER/ÁRVORE
A monitora se dirige para Lucas e sinaliza:
Monitora – NÃO/QUEBRAR/ÁRVORE *(faz sinal que a árvore cai)*.
Lucas continua com o carro bem próximo da árvore. A monitora continua:
Monitora – MACACO/BATER/MORRER
Lucas pegou um macaco e o colocou no chão, chamando a atenção da monitora:
Lucas – OLHA *(indicando que o macaco estava morto). Lucas, então, continua andando com o carro perto da monitora.*

Nos episódios 2 e 3, o jogo é composto com base na interação direta do adulto ouvinte com a criança surda. Em termos gerais, a dinâmica lúdica vai-se organizando no diálogo entre os pares. De modo diferente da categoria analisada anteriormente, as cenas incluem outros elementos que não estão diretamente relacionados ao uso do objeto, mas inserem também uma rede de significados além do uso funcional dos objetos-pivô.

O descolamento do real é possível de acordo com significados criados na dinâmica interativa que, instanciados pelo uso da língua de sinais, de expressões vocais e corporais, indicam uma situação que não se encontra vinculada à situação concreta, mas está baseada na imaginação.

Lucas brinca com seu carrinho e insere a monitora no jogo lúdico avisando que o carro vai bater na árvore. Ela, por sua vez, indica que ele não pode quebrar a árvore, pois o macaco pode morrer. Mas Lucas parece afirmar a sugestão da monitora e coloca o macaco no chão como se ele estivesse morto. Ele pede que a monitora continue a brincadeira (dizendo: OLHA), mas ela não percebe seu chamado e vai atender outra criança.

Na situação do café, o jogo de xícaras é usado, como tal, por Ronaldo, assim como Lucas usa seu carro e todo o resto de seu cenário; árvore, macaco.

No entanto, Ronaldo insere os objetos num ritual de ações em que nem tudo precisa ser significado por suportes tangíveis. Isto é, o faz-de-conta vai além do manuseio e da atribuição da funcionalidade do brinquedo. A monitora encoraja Ronaldo a efetuar esse desprendimento quando diz: "Está quente", "É gostoso", "Tem mais?". O menino age de acordo com o que é sugerido; ele também toma a iniciativa de oferecer mais açúcar e fecha a seqüência indicando que o café acabou.

É importante destacar que o diálogo entre as personagens configuradas permite recriar essas cenas cotidianas, nas quais se incluem normas de relações interpessoais (oferecer/agradecer), ou mesmo, no caso de Lucas, situações vividas socialmente pelas crianças (por exemplo, no trânsito das ruas), nas relações de causa-efeito (CARRO/BATER/MACACO/MORRER) e nas referências a aspectos da situação que são instanciados pela linguagem (quente, gostoso, acabou, morrer etc.).

As características dos episódios são diferentes das observadas na primeira categoria, na qual a criança usa adequadamente objetos, mas restringe-se à forma de manuseio, sem construir um contexto e uma seqüência de acontecimentos que extrapolem o que o objeto sugere. A diferença entre as duas composições está, fundamentalmente, na parceria e na linguagem − nesse caso, a de sinais.

De fato, a variedade dos recursos lingüísticos utilizados na configuração do tema lúdico, bem como o uso de gestos e de toda uma expressão corporal, é sustentada pelos sinais, que permitem compor aspectos da brincadeira que não se encontram ancorados no brinquedo.

É pela língua que elementos não tangíveis organizam o jogo, de forma a possibilitar uma maior elaboração e flexibi-

81

lização dos significados, pois as personagens compõem a brincadeira com elementos que não estão presentes no campo perceptivo-concreto. Por exemplo, o oferecimento de "mais açúcar", embora sugerido pela presença do objeto (açucareiro), está intimamente ancorado às possibilidades da imaginação e da significação pela palavra/sinal. A gênese do brincar encontra-se ancorada às condições sociais e históricas em que os sujeitos estão inscritos e nas transformações que a imaginação permite efetuar. Por isso, o movimento da brincadeira permite a emergência de objetos e de elementos que não estão presentes no concreto, mas encontram-se configurados pela linguagem, mediante possibilidades criativas.

> [...] a imaginação pode criar novos graus de combinações, mesclando primeiramente elementos reais [...], com imagens de fantasia, sucessivamente. Mas, mesmo os últimos elementos, que integram as imagens mais distantes da realidade, constituem sempre impressões da realidade. (Vygotsky, 1987b, p. 17, tradução da autora)

Nesse episódio, diferentes recursos expressivos vão acompanhando os sinais, ou seja, a palavra/verbo assume centralidade, de forma a configurar uma situação que se descola do contexto perceptível e se estrutura na imaginação.

Observa-se que a língua de sinais faz a diferença na composição do jogo simbólico, que possibilita uma brincadeira regida pelo real, mas também composta por aspectos da fantasia, ou seja, pela inserção de elementos que não estão dispostos no campo perceptivo imediato.

De fato, a experiência lingüística, a aquisição de uma língua, parece alterar a forma e a complexidade do faz-de-conta, principalmente no que se refere à articulação entre o real e a imaginação, ampliando as possibilidades da última.

Uso do brinquedo e sua transgressão pelo imaginário

Uma terceira categoria de uso de objetos refere-se às brincadeiras nas quais as crianças transgridem as imposições do que vê e, pela imaginação, utilizando sinais e uma forte expressão corporal, criam um tema original, desvinculado da significação dos objetos-pivô.

No episódio que se segue, pode-se observar o uso da língua de sinais na transgressão dos significados dos objetos, colocando nas coisas uma nova significação para a brincadeira. Verifica-se a passagem do mundo das coisas percebidas para o mundo das idéias, uma passagem em que a palavra recorta e subverte o perceptivo, guiando a ação das crianças em um tipo de situação lúdica apoiada na imaginação e descolada do real-concreto.

Episódio 4: A cobra
Cláudio, Rodrigo e a monitora estão segurando o pescoço de uma cobra de tecido que se encontra estendida no chão. Rodrigo senta-se na cabeça da cobra, Cláudio no meio da cobra e a monitora atrás. Passam a brincar de andar com a cobra.
Monitora olha para Cláudio:
Monitora – CARRO (indicando que a cobra representa agora um carro).
Cláudio ri.
Rodrigo segura e puxa a cabeça da cobra e tenta fazer com que ela ande sobre o chão. Mas Cláudio está distraído e, quando Rodrigo puxa a cabeça da cobra, ele quase cai.
Monitora faz de conta que caiu no chão e sai do grupo.
Então, Cláudio dirige-se para Rodrigo que o observa com atenção:
Cláudio – ESSA (aponta para a cobra) MOTO/CARRO/NÃO/MOTO/MOTO (indicando que a cobra deve representar uma moto e não um carro).

Rodrigo vira-se para o lado direito e vê que Cláudio pega uma caixa com óculos.
Rodrigo – SEGURA/CAIXA/LEVAR (sugerindo que vão carregar o pacote na moto).
Cláudio pega a caixa e continua andando na cobra, utilizada como uma moto. Em seguida, desiste de brincar e pega um taco de golfe, enquanto Rodrigo continua a dirigir a "moto".

A brincadeira com a cobra inicia-se com a sugestão da monitora de ressignificar "cobra" para "carro". As crianças aderem à sugestão e agem em conformidade com a nova situação criada pela palavra do adulto.

No entanto, uma das crianças volta a ressignificar a situação e determina que a cobra não é um carro; na verdade, é uma moto, o que provavelmente está relacionado à posição de "montar" a cobra, mais semelhante a uma moto do que a um carro.

A mudança da significação de "carro" para "moto" está estabelecida pelo diálogo de Cláudio com Rodrigo, pelo uso de sinais – "CARRO/NÃO/MOTO" –, marcando assim a especificidade da temática lúdica e seus desdobramentos.

Pode-se notar, aqui, o movimento dialético do jogo simbólico: a origem social do brincar pela adesão à realidade, bem como a transgressão do real pela imaginação, que possibilita a transformação de uma cobra em uma moto, implicando uma maior flexibilização dos significados, o que só é possível pela palavra/sinal.

No entanto, a flexibilização apresenta limites, pois é preciso que o objeto comporte o gesto (como argumenta Vygotsky, 1988b); ao ser "montada", a cobra de tecido propicia mais os gestos (posturas, movimentos) de um motoqueiro que o de um motorista. A imaginação é composta pelas condições dos objetos, pelas possibilidades dos objetos e pelas regularidades da linguagem para melhor configuração da ação lúdica.

Vygotsky (1987b) aponta para o fato de que no brincar também se apresentam situações em que o real se integra aos elementos da imaginação e, esse, por sua vez, o subverte. O autor afirma que quanto maior a experiência humana, quanto mais ricos os elementos de que a imaginação dispõe, maior a atividade criadora.

Ou seja, por um lado, a ampliação de experiências da criança sobre o mundo em que se insere repercute no aumento das possibilidades de transformação do real pela imaginação. Por outro lado, as imagens que a criança possui do mundo são impregnadas pelos recursos da imaginação, de forma que ela passa a imaginar situações que ainda não vivenciou; passa a criar imagens e situações que estão indiretamente apoiadas pelo real.

Para o avanço no funcionamento lúdico, torna-se fundamental o desenvolvimento lingüístico, de maneira que a criança seja capaz de criar, diante das situações do real, outra situação.

Como dito anteriormente, existe uma intrínseca relação entre a imaginação e o desenvolvimento lingüístico, sobretudo pelo fato de a linguagem ser condição central para a estruturação do funcionamento psíquico superior. Considerando os dados ora em questão, cabe a interpretação de que, mesmo passando por um percurso lingüístico diferenciado das crianças ouvintes e dos surdos, filhos de pais surdos, as crianças surdas pesquisadas, com uma aquisição tardia da língua de sinais, conseguem utilizar-se dessa língua e de vários recursos expressivos, na atividade de brincar, de forma a subverter o real às exigências da imaginação.

A situação alerta para o fato de que não se deve tratar o sujeito surdo como aquele que possui uma deficiência de linguagem, mas como um sujeito que se constitui pela lin-

85

guagem de forma diferenciada, principalmente se for considerada sua capacidade para usar a língua de sinais. A idéia da deficiência advém, em especial, da dificuldade de haver um processo natural de aquisição da fala. Na fase inicial da infância, essas crianças não tiveram acesso direto à língua de sinais e integraram-se ao mundo por processos simbólicos diferentes dos ocorrentes em crianças que compartilham do mesmo sistema lingüístico que seus pais. Essa situação atípica não deve ser compreendida como falta, mas como uma diferença. Somente assim, pode-se encontrar uma forma de explicação e análise para a ocorrência de situações lúdicas tão variadas em sua complexidade.

Comentários gerais

Evidenciando o uso de objetos na composição da atividade lúdica, podem-se constatar três formas significativas e diferenciadas de configuração do brincar. As subcategorias demonstravam a relação do uso de objetos e a flexibilização de seus significados no desenrolar da própria atividade.

As distintas encenações puderam ser observadas com relação à flexibilização do significado dos objetos e à estruturação da imaginação, tendo como ponto central de análise o uso da língua de sinais e dos recursos expressivos no brincar.

A primeira subcategoria revelou que as ações das crianças estavam bastante presas aos significados dos brinquedos. Elas manipulavam os objetos e construíam suas ações muito retidas às características funcionais desses.

No segundo grupo de análise, as crianças brincavam com base no uso convencional dos brinquedos, mas inseriam-se em contextos discursivos que estavam desprendidos do uso imediato e perceptivo dos objetos. Por exemplo, iniciavam diálogos, traziam outros elementos para a atividade, inserindo situações novas. Essas situações, por sua vez, demonstravam a organização do funcionamento do imaginário, pois, mesmo estando apoiadas em situações concretas do real, as crianças ampliavam a significação dos objetos, pelo uso da língua de sinais e de recursos expressivos, reportando-se ao funcionamento imaginário.

Na terceira subcategoria, um elemento novo insere-se na organização do brincar: as crianças transgridem as imposições perceptuais dos objetos, possibilitando que uma cobra se transforme num carro e, depois, em uma moto. A situação é de extrema relevância, não somente por provar que o uso da língua de sinais promove uma real libertação do campo perceptivo (por ser uma língua), mas, principalmente, por evidenciar que o funcionamento da imaginação é espaço propício para verificar a relação entre cognição e linguagem.

Os papéis e a linguagem: modos de composição do brincar

Agora eu era o herói
E o meu cavalo só falava inglês
A noiva do cowboy
Era você
Além das outras três
Eu enfrentava os batalhões
Os alemães e seus canhões
Guardava o meu bodoque
E ensaiava um rock
Para as matinês
Agora eu era o rei
Era o bedel e era também juiz
E pela minha lei
A gente era obrigada a ser feliz
E você era a princesa
Que eu fiz coroar
E era tão linda de se admirar
Que andava nua pelo meu país...

(*João e Maria*, Francisco Buarque de Hollanda)

No capítulo anterior, pôde-se identificar que uma das contribuições fundamentais do brincar para o desenvolvimento na infância refere-se, basicamente, ao fato de que essa atividade refina a capacidade de significação. A criança "transforma" uma pedra em casinha, ou mesmo em posto de gasolina. Mediante uma maior flexibilização dos significados, as ações são planejadas na articulação entre o real e a imaginação. Entretanto, não se trata de uma mera relação com o objeto, pois a possibilidade de abstração e configuração de novos significados atribuídos aos objetos-pivô está concretizada, no brincar, pela assunção de papéis sociais.

A criança brinca e se apóia no mundo adulto, configurando papéis com base em regras socialmente estabelecidas. Ela se insere nas tramas das relações sociais pelas brincadeiras, fazendo de conta que é uma enfermeira, um motorista, a mãe, a filha etc.

Nesse sentido, as crianças anunciam que vão brincar de casinha, ou então de médico e negociam os papéis, indicando, de forma deliberada, quem vai ser a mãe, ou a filha.

Na coreografia das brincadeiras, as crianças aprendem a explicitar quem é quem e qual tema está sendo encenado. Na dinâmica, a palavra, os gestos e a expressão corporal trazem uma relativa libertação das imposições situacionais, mas, ao mesmo tempo, circunscrevem e delimitam o faz-de-conta, determinando os papéis e as regras sociais neles envolvidos.

A criança brinca que é enfermeira e sua representação está apoiada em vivências (diretas ou não) com esse papel, com base em sua percepção do contexto social, de modo que ela obedece a regras (ações determinadas) relacionadas ao papel definido para a brincadeira. A criança age de acordo com generalizações prototípicas de ser enfermeira, que circunscrevem suas ações no brincar, *o que na vida passa despercebido pela criança torna-se uma regra de comportamento no brinquedo.* (Vygotsky, 1988b, p. 108)

Os movimentos complementares de transgressão e adesão à realidade mostram que a imaginação, no brincar, não é um "vale-tudo" e está circunscrita pela língua que é compartilhada pelos participantes, bem como pelas regras sociais que ela instancia. Desse modo, estudar o brincar requer que se atente para os recursos lingüísticos que estão sendo utilizados na configuração dos papéis.

A questão é central por focalizar o brincar de crianças surdas que ainda se encontram em fase de aquisição da Língua Brasileira de Sinais e do Português. Por isso, o interessante é observar quais recursos lingüísticos as crianças utilizam na configuração de papéis; como anunciam e planejam as brincadeiras; como generalizam os papéis sociais e os encenam articulados ao faz-de-conta.

No conjunto de episódios documentados, pode-se perceber que há ocorrências de uma aparente indeterminação de papéis e, com freqüência, uma ausência de nomeação prévia dos papéis. Nessas situações, em termos gerais, as crianças não explicitam inicialmente, ou no desdobrar das ações, do que vão brincar, ou mesmo quem elas estão representando no jogo. E não parecem anunciar pela linguagem, como normalmente fazem crianças ouvintes, os papéis assumidos. A observação comum mostra que as crianças ouvintes, durante o faz-de-conta, dizem coisas como: "Agora eu era professora" ou "Você vai ser filhinho", especificando as personagens que serão encenadas.

No esforço de construir esse aspecto dos dados, tornou-se necessário observar as formas de organização do brincar e examinar como as crianças brincam sozinhas e em parceria, em termos dos indícios que emergem para a delimitação de papéis.

Nessa perspectiva, destacam-se as duas formas de inserção das crianças na brincadeira: solitariamente ou em parceria.

Configuração de papéis em brincadeiras solitárias

Sobre a configuração dos papéis nas situações lúdicas pesquisadas, pode-se observar que variam, em grande medida, de acordo com a existência, ou não, de parceiros na brincadeira. No episódio que se segue, observa-se a brincadeira solitária de Fabiana.

Episódio 5: A boneca

Fabiana está sentada no chão de frente para uma caixa de sapato que possui utensílios para a brincadeira de boneca (pentes, roupas etc.). Ela pega uma boneca e tenta tirar suas roupas, mas olha atentamente à sua volta e acha uma vassoura para varrer o chão. Ela começa a varrer e, então, desiste de brincar com a vassoura e retorna à boneca. Por várias vezes, pega a boneca no colo e deixa no chão. Até que ela desprende a cabeça da boneca e põe no chão. Tenta, em seguida, colocar a cabeça de volta na boneca.

A criança brinca com o objeto, mas não parece configurar um papel específico. De fato, não é possível, para um observador, afirmar quem Fabiana está representando, apesar de ações tipicamente femininas. Ela explora as características físicas dos objetos, compõe uma ação do âmbito doméstico, porém não explicita, mesmo indiretamente, por sinais ou outras expressões, que personagem está assumindo. Em relação à boneca, a menina parece mais disposta a manuseá-la de várias maneiras, tirando as roupas, desprendendo a cabeça e assim por diante; quanto à vassoura, varre o chão e interrompe a ação para voltar-se a outros objetos. Em suma, não se configura uma cena doméstica efetiva em que haja um papel ou papéis alternados.

Não se está, nessa análise, subestimando a forma de brincar – por certo, ela constitui um aspecto da diversidade do funcionamento lúdico. O que se quer destacar, porém, é que as ações parecem não compor uma cena efetiva de faz-de-conta com uma adesão a papéis.

Em geral, crianças ouvintes determinam, pela palavra, do que estão brincando e quem estão representando. Pino (1996) apresenta um episódio no qual as crianças vão assumindo papéis diferenciados, de acordo com a linguagem e com os outros recursos expressivos utilizados no brincar. Na dinâmica interativa, as relações vão estruturando-se e as personagens vão compondo uma rede complexa de agregados de relações sociais internalizadas; dessa forma, a filha é também esposa de alguém, é mulher, é mãe de outro filho etc.

Mesmo em caso de crianças ouvintes, brincando sozinhas, a palavra assume centralidade durante a brincadeira. A criança vai guiando e significando sua ação pela palavra, e, em muitos momentos, observa-se uma fala egocêntrica, orientada para a ação, de forma que fica explicitado, para o observador, do que ela está brincando e quem ela está representando.

No caso de Fabiana, muitas suspeitas podem ser levantadas sobre o porquê da indeterminação de seu papel. Por um lado, pode-se inferir que o fato de uma criança surda não ter acesso ao mundo por meio dos mesmos recursos lingüísticos de seus pais (nesse caso, ouvintes) acarreta peculiaridades na formação de seus processos simbólicos. Tanto sua percepção como a compreensão do mundo percorrem vias distintas das ocorrentes em crianças que possuem uma sintonia de experiência lingüística com seus pais e, talvez, por isso, Fabiana não organize, pela linguagem (ainda que fosse na forma de "discurso egocêntrico"), uma eleição sobre quem está representando, que recorte do mundo está fazendo, já que se encontra em fase de aquisição de língua de sinais. Por outro lado, abre-se a possibilidade de outra análise para a compreensão dessa presumível indeterminação de papéis. Fabiana pode estar brincando sozinha e, por essa razão, não precisa definir quem está representando. Compõe a brincadeira sem precisar explicitar ao outro, e a atividade se apresenta bastante inteligível e significativa para si mesma.

Outro comentário de Pino (1996) é relevante aqui. Segundo ele, a criança pode brincar sozinha, internalizando o outro e orientando sua ação para si mesma. Isso implica assumir papéis que podem não estar totalmente explicitados, já que o sentido do jogo está orientado para outro internalizado. Talvez seja essa situação vivenciada por Fabiana, nesse caso, dispensando a necessidade de utilizar sinais para compor sua atividade, pois o papel estaria subentendido.

Entretanto, outras interpretações podem ser acrescentadas, principalmente quando se recorda a forma de realização lingüística utilizada pelos surdos. A organização simultânea das mãos – para usar sinais, gestos, manipular o brinquedo e a expressão corporal – parece ser um diferencial na estruturação desse brincar. Talvez, a própria demanda gestual da língua de sinais acarrete uma utilização diferente da linguagem, no brincar, pois as mãos acabam tendo várias utilizações concorrentes – enunciar em sinais, realizar gestos, compor a cena etc. A demanda mencionada talvez se faça mais marcante quando a criança se envolve na manipulação predominante dos objetos e, menos, na articulação de cenas narrativas.

O que se pode observar, na organização de jogos individuais e na brincadeira coletiva, são as variadas composições dos recursos lingüísticos empregados, as possibilidades de organização do material disponível e o grau de definição e encenação dos papéis encenados na brincadeira.

O episódio a seguir apresenta uma semelhança na forma pela qual a criança se utiliza do material disponível (um carro) e o articula com os recursos expressivos. Ainda nesse caso, a criança brinca com os objetos, determinando do que está brincando, mas não especificando, seja pelos sinais, seja por outros recursos expressivos, quem ela representa na encenação.

Episódio 6: O carrinho
Ronaldo está sentado no chão manuseando um carrinho. Eleva as mãos para cima, faz de conta que o carrinho está voando e emite um som. Em seguida, coloca o carrinho de volta no chão e começa a vocalizar algo, imitando o ruído de aceleração do carro.

Ronaldo brinca com o carrinho, diversificando as ações do brinquedo que, ora realmente executa ações típicas de um carro, ora parece fazer movimentos da asa do avião. Ao final, retoma o uso convencional do brinquedo e vocaliza o som que indica que o carro está "acelerando".

Em termos gerais, observa-se que Ronaldo tenta alterar o significado do brinquedo, transformando o carro em um possível avião, com o uso de gestos e a expressão corporal. A brincadeira muda, em seguida, quando Ronaldo faz sons de estar acelerando o carro e o brinquedo se adequa à sua função convencional.

No entanto, os dois momentos são rápidos e não fica claro se Ronaldo brinca de simular os movimentos dos objetos significados, ou se realmente brinca de dirigir avião ou carro, fazendo de conta que é motorista ou piloto.

Além dos aspectos mencionados, cabe salientar que, nas situações observadas, faz-se necessário compor a cena, ou seja, relacionar os brinquedos utilizados e as ações realizadas com os objetos, pois não há recursos expressivos que antecipem a brincadeira a ser desenvolvida, ou que a configurem durante seu desenrolar.

É apenas pelos indícios, entre a expressão corporal e os objetos utilizados, que se torna possível interpretar do que Ronaldo e Fabiana estão brincando.

A configuração de papéis em momentos de brincadeiras com parceiros

No brincar com parceiros, há uma caracterização mais nítida dos papéis representados, pois a brincadeira está orientada para o outro, com a ocorrência de diálogos, numa necessidade de a encenação lúdica assumir uma complexidade maior para determinação do que brincar e quem representar na brincadeira.

Episódio 7: O Fofão
Nesta situação, Ronaldo começa a brincar sozinho com dois bonecos e, depois, passa a interagir com Vinícius.
Ronaldo pega o carro de mercado com um Fofão e começa a passear. Depois, ele pega um "Fofinho" e entrega a Vinícius. Retorna à brincadeira com seu Fofão e continua a passear. Em seguida, tira o Fofão do carrinho de mercado e observa Vinícius.
Vinícius – ESSE (aponta para o Fofão)/PÕE (aponta para o carrinho/ESSE (aponta para o carrinho/ESSE (aponta para o Fofão)/PÕE (aponta para o carrinho).
Ronaldo – BEBÊ/NANAR (faz sinal de criança "dormindo" no colo, indicando que não quer pô-lo no carrinho).
Ronaldo, então, segura o Fofão em cima do ombro e passa a balançar o bebê. Vinícius pega seu Fofinho e coloca-o no carrinho de mercado, mas Ronaldo não o deixa pegar o carrinho (segura com força o carrinho perto de seu corpo). Ronaldo pega o Fofinho, joga-o no chão, recoloca o Fofão no carrinho de mercado e volta a passear. No meio do caminho, Ronaldo encontra um berço com uma boneca dentro. Ele pega a boneca e vai passear com ela e seu Fofão. Depois de algum tempo, ele vai para a estante brincar com outros brinquedos.

A seqüência de atividades permite ilustrar uma característica do brincar que apareceu em vários outros segmentos das situações examinadas. Em momentos nos quais as crianças brincavam juntas (como é ilustrado, também, pelos episódios anteriores "o café" e "a cobra") delineia-se uma maior definição dos papéis; mesmo que não estejam explicitados (nomeados) pelos diálogos, nota-se uma grande expressão corporal e gestual, bem como o uso da língua de sinais que vai dando indicativos sobre os papéis representados.

A análise demonstra que quando a criança está brincando sozinha não há a necessidade de configurar o papel, possivelmente pela ausência de uma parceria na brincadeira, o que a dispensa das exigências de se explicitar ao outro.

No entanto, quando a atividade lúdica envolve parceiros, nota-se que, mesmo não nomeando explicitamente, a criança usa recursos expressivos para as personagens que ela está compondo; Ronaldo configura ações típicas da relação maternal com base na utilização do brinquedo e no diálogo com Vinícius.

Nesse caso, a criança não se relaciona apenas com outro internalizado, como foi apontado em episódio anterior; pelo contrário, o brincar baseia-se na interação, na relação entre as personagens. Dessa forma, a criança tem de definir, por vezes, negociar com o parceiro o conteúdo de suas ações e, ao fazê-lo, determina, mesmo que indiretamente, qual papel está assumindo.

A caracterização do papel somente se torna possível pela língua de sinais (Ronaldo: "BEBÊ/NANAR") que circunscreve e define as ações correspondentes. De fato, nesse caso, o jogo sustenta-se pela língua que acompanha as ações das crianças, os gestos e as expressões corporais utilizadas.

A flexibilidade na incorporação de papéis

Outra possibilidade de analisar o brincar de crianças surdas (além da investigação sobre como os papéis são assumidos, direta ou indiretamente/se declarados ou não) refere-se à organização do brincar, em que se tomam as possíveis transgressões no plano do imaginário, pela liberdade de assumir papéis que não condizem com as identificações esperadas, segundo normas e valores do grupo social.

É claro que as crianças podem brincar de "ser" animal, monstro ou, mesmo, um objeto (por exemplo, um trem). Mas, aqui, o que chama a atenção é o fato de assumir um papel social que não assumiria em funções de restrições implicadas nas expectativas existentes, muito embora as prescrições culturais estejam sempre em transformação. A criança, nesse caso, pode estar, justamente, mostrando sensibilidade para essa transformação, ao recriar ações orientadas por novas possibilidades. Um exemplo disso está na "transgressão", se é que se pode dizer assim, do que é típico de gênero – feminino e masculino.

Nas situações pesquisadas, as crianças assumiam papéis que transgrediam papéis tradicionais de gênero, ou seja, uma menina brincava como frentista de posto de gasolina, ou então um menino brincava de se vestir de mulher e assumir todas as características e ações femininas.

Episódio 8: Os vestidos

Ronaldo e Fabiana estão vestindo roupas no canto do camarim. Eles escolhem dois vestidos e se dirigem para a frente de um espelho que existe no canto do camarim.

Ronaldo pega um estojo de maquiagem, enquanto Fabiana pega uma escova de cabelo e começa a pentear seus cabelos.

Em seguida, Fabiana larga o pente e pega pó facial dentro de uma bolsa de maquiagem que estava sendo usada por Ronaldo.

Ronaldo passa batom na boca, enquanto Fabiana o observa. Depois, ele tenta se beijar no espelho e passa novamente o batom nos lábios, conserta o traçado do batom com os dedos e entrega o batom a Fabiana.

Ronaldo sai do canto da fantasia, pega uma boneca, passeia com ela e, depois, joga-a no chão. Fabiana observa atentamente, até os dois perceberem que a pesquisadora estava filmando. Eles tiram a roupa e vão embora do canto da fantasia.

Episódio 9: A fantasia

Ronaldo e a monitora estão procurando uma fantasia num local da brinquedoteca que possui um cabideiro com várias roupas penduradas que as crianças podem escolher para usar.

Ele aponta para uma peça de roupa e a monitora lhe entrega uma saia. Ronaldo coloca-a com a ajuda da monitora e começa a sorrir para a câmera.

A monitora toca em Ronaldo, oferece-lhe algo que não é possível identificar, mas Ronaldo sinaliza:

Ronaldo – NÃO

Em seguida, ele pega um pente e começa a pentear o cabelo... Depois, pega um óculos de natação e faz de conta que está nadando, movimentando as mãos.

Como foi possível verificar, as crianças inserem-se em um universo fantástico por meio de algumas vestimentas que se encontram num canto da brinquedoteca. Eles escolhem vestidos, maquiam-se, encenando papéis cotidianos: pessoas maquiando-se, arrumando-se, preparando-se para sair (como no caso de Ronaldo que vai passear com a boneca) etc.

No caso do episódio 8 (Os vestidos), não há uma antecipação de quais papéis serão encenados pelas crianças, mas pode-se inferir, pelos recursos expressivos como os gestos e a expressão facial, além do uso dos brinquedos, que existem dois espaços de exploração do brincar; um primeiro momento, no qual as crianças estão arrumando-se no tablado, e o instante seguinte, em outro espaço, quando Ronaldo pega a boneca para passear, assumindo papel típico de mãe, ou de alguém que cuida do bebê (episódio 7: O Fofão).

Torna-se importante observar que Ronaldo assume ações relacionadas ao universo feminino; ele passa batom, beija-se no espelho, coloca vestido etc. Ele transgride sua condição de menino e encena situações típicas de mulher, como pode também ser observado no episódio 9 (A fantasia).

As possibilidades de interpretação de recorrências como essa podem ser analisadas de diversas formas. O que interessa exemplificar é como, no brincar, as possibilidades de transgressões emergem e como estão apoiadas na necessidade de a criança incorporar o mundo da cultura.

A análise do material também mostra que, em alguns momentos, as crianças surdas encenavam papéis circunscritos às ações de pessoas ouvintes; por exemplo, brincar de falar ao telefone (aqui, a referência é ao telefone convencional, que requer a audição).

Essas situações lúdicas apontam uma discussão interessante sobre articulação real e imaginação/necessidade e desejo.

Episódio 10: O telefone
Vinícius se dirige ao telefone, que se encontra em cima de uma mesa, e observa o instrumento atentamente.
Ele, então, brinca com um telefone e vocaliza alguns sons. Em seguida, pára, mantendo o telefone no ouvido, como se esperasse a resposta do "outro". Torna a vocalizar, coloca o telefone no gancho e se dirige à monitora.

Episódio 11: A canção
Lucas pega uma flauta, começa a assoprá-la e faz de conta que está tocando música.
A monitora se aproxima dele e começa a cantar uma música, batendo palmas no ritmo da canção. Tenta acompanhar os movimentos que Lucas realiza com o corpo.

Embora breves e com um uso convencional do brinquedo, os episódios mostram a flexibilidade na assunção de papéis. Vinícius brinca ao telefone, faz de conta que está falando com alguém (vocaliza algum som e encena estar ouvindo). Lucas pega uma flauta e faz de conta que está tocando o instrumento. Certamente, Vinícius e Lucas conhecem os instrumentos e percebem, com base em suas vivências sociais, o porquê/para que de sua utilização; falar com uma pessoa sem que ela esteja presente fisicamente/emitir um som determinado que, de forma geral, as pessoas apreciam.

Para as crianças os instrumentos, cujo uso eles podem fazer de forma apenas mediada por outros (ouvintes), são, de certo modo, inacessíveis, impossíveis de ser autonomamente utilizados em suas experiências cotidianas. Eles compreendem a restrição, mas parecem desconsiderá-la na ação lúdica. Pelo uso do brinquedo, os meninos descolam-se de sua impossibilidade de ouvir e brincam ao telefone, fazem música, "tornam-se um ouvinte", pela imaginação.

Mesmo considerando que esse jogo (muito freqüente nesse grupo de crianças) mereça várias interpretações sobre a construção da identidade de surdo e sobre as complexas relações (de poder) surdo-ouvinte, importa considerar que a motivação de Vinícius, de brincar como se fosse ouvinte, parece também ser guiada pela necessidade/desejo de experimentar o funcionamento do instrumento social, no plano da fantasia, transgredindo sua condição de surdo e a tomada de lugares sociais que não correspondem ao que o sujeito pode fazer no real.

Vale ressaltar que o uso desses instrumentos demonstra os modos pelos quais as crianças são interpeladas pelo universo ouvinte, como o sujeito que não ouve, percebe e compreende, em sua relação com os ouvintes, aspectos fundamentais da cultura, como, por exemplo, a música. Além disso, os episódios esclarecem que, mesmo tendo restrições para usar um telefone convencional ou tocar uma flauta, as crianças não estão alheias aos acontecimentos do universo ouvinte, a música, o telefone etc.; essas experiências são vividas de formas diferenciadas, porém mostram-se fundamentais na constituição da identidade do surdo.

O brincar apresenta a possibilidade de subversão, pois é uma atividade que está marcada pela necessidade de a criança compreender o mundo, bem como realizar ações que não podem ser imediatamente satisfeitas por ela, nesse caso, permitindo que uma criança surda possa brincar ao telefone. Outros exemplos, na mesma direção, são ligados aos papéis de cantor (vocalizando com microfone na mão) e de médico que ausculta um paciente.

Comentários gerais

De acordo com as colocações de Vygotsky e de outros teóricos da abordagem histórico-cultural como, por exemplo, Leontiev (1992), a criança recria em suas encenações lúdicas formas de ação culturalmente vivenciadas e incorpora personagens, papéis sociais que são percebidos, por ela, em suas experiências e contatos sociais.

Exatamente por isso, estudar o brincar de crianças com aquisição tardia de linguagem parece ser interessante para análise de como elas vão apropriando-se do universo cultural, pois estão imersas em um mundo lingüístico, mesmo sem ter acesso a ele pela língua (seus pais são ouvintes e, inicialmente, não havia contato da criança com outros surdos). Para além, observa-se que a aprendizagem da Língua Brasileira de Sinais (LIBRAS) promove uma alteração radical da inserção da criança no mundo. O estudo da construção de papéis no brincar parece ser de real relevância para análise de tal situação, pois se verifica como a criança se apropria, mesmo que tardiamente, dos aspectos do real que estão sempre mediados pela linguagem.

As crianças surdas estão imersas no contexto cultural mais amplo e indicam, pelas encenações de suas brincadeiras, o que percebem, com base em suas interações com o mundo da cultura, a flexibilidade na composição dos papéis e de sua relação com os gêneros, como alguns homens que podem se vestir de mulher, e vice-versa, porque existem espaços sociais que permitem tal "transgressão de gênero", por exemplo, nas festas de Carnaval (ver episódio 8: Os vestidos).

De fato, as crianças assumem papéis de menino e menina transgredindo ações típicas do que está vinculado ao gênero feminino ou masculino, indicando, em muitos momentos, que conseguem perceber diferenças nos papéis e suas contradições.

Torna-se importante ressaltar que, na sociedade atual, os papéis são menos predeterminados. Homens e mulheres se alteram em diferentes funções, por exemplo, ser frentista de posto de gasolina é hoje função também assumida pelo mercado de trabalho feminino, permitindo, em decorrência, que as meninas brinquem de ser frentista.

As crianças também brincam de situações restritas ao universo ouvinte; cantam, usam o telefone (ver episódio 10: O telefone). Essa situação indica, entre outras, que, se por um lado a criança está totalmente pressionada pelo mundo oral, da sociedade majoritária, por outro ela consegue perceber como funcionam os instrumentos usados pela sociedade e quais são seus objetivos culturais; por exemplo, falar com uma pessoa sem que ela esteja visualmente presente.

Vinícius brinca exatamente do que o brinquedo sugere, sua ação é falar ao telefone. No entanto, falar ao telefone é tornar-se um ouvinte, pela imaginação. Isso deve estar relacionado à característica contraditória e dinâmica do brincar – uma ação permeada pelo desejo (agir assumindo papéis e ações impossíveis de ser realizadas) – bem como à necessidade de a criança se reconhecer na cultura, identificando os aspectos e o funcionamento do mundo.

No entanto, pode-se constatar que a nomeação e a indicação de papéis no brincar não acontecem de forma determinada na dinâmica interativa do jogo, pois as crianças brincam sem definir especificamente seu papel.

No episódio 7 (O Fofão) não fica claro, no jogo dialógico entre Vinícius e Ronaldo, quem eles estão representando, apesar de suas ações indicarem a relação tipicamente maternal, ou paternal. Parece que, de fato, quando há vários parceiros envolvidos no brincar, as ações e os recursos expressivos, bem como o uso de sinais, são mais intensos, pois torna-se fundamental, para a continuidade da brincadeira, que o outro entenda o que está acontecendo. Mas, mesmo assim, não há uma determinação específica sobre quem está representando.

Para além, deve-se considerar que essas crianças estão em fase inicial de aquisição de sinais, estão aprendendo a sinalizar (o que significaria, no mundo oral, aprender a falar). Como as crianças pesquisadas ainda não dominam integralmente os sinais, em alguns momentos, confundem gestos com sinais, não sabem designar o sinal correto para algum objeto ou intenção, e erram na realização (da mesma forma que a criança ouvinte erra ao falar e trocar fonemas, no início da aquisição oral).

Além disso, outra condição parece ser de real relevância e refere-se à forma como o brincar se organiza em crianças surdas, pois elas se utilizam das mãos como canal lingüístico. Desde sinalizar, até manipular objetos e fazer gestos, o uso das mãos é fundamental para a criança surda. No entanto, sua "multifuncionalidade" acaba por estruturar outra forma de compor o brincar, pois com a mão se articula: o sinal, os gestos e a manipulação de objetos, requerendo um modo de funcionamento lúdico diferenciado, se comparado às crianças ouvintes, que possuem seu canal expressivo independente da mão, na via oral.

Em um desdobramento dessa análise, torna-se importante ressaltar que, da mesma forma que as crianças estão aprendendo sua língua natural, podem estar aprendendo a brincar. Portanto, ainda podem não saber combinar *sinal-gesto-manipulação* de objetos para caracterizar do que estão brincando e construir quem estão representando, apesar de ficar claro, na análise dos episódios, que os papéis estão subentendidos à ação, mesmo não estando determinados lingüisticamente nos enunciados, na dinâmica lúdica.

Todas essas reflexões rumam para a consideração central de que a língua de sinais é fundamental para o desenvolvimento da atividade lúdica, pois a complexidade da atividade e a flexibilização dos objetos estão relacionadas ao uso dos sinais e às atividades entre pares, no qual a intenção precisa ficar mais definida para que o outro possa participar da brincadeira.

Sendo a língua de sinais fundamental para o desenvolvimento das crianças surdas, é certo que sua aquisição deve ocorrer o mais precocemente possível, sendo inclusive aprendida pelos pares mais próximos em interação com a criança, no caso os familiares, quando ouvintes.

Considerações finais

– *Como é por dentro outra pessoa*
Quem é que o saberá sonhar?
A alma de outrem é outro universo
Com que não há comunicação possível,
Com que não há verdadeiro entendimento.

Nada sabemos da alma
Senão da nossa;
As dos outros são olhares,
São gestos, são palavras,
Com a suposição de qualquer semelhança
No fundo.

(Fernando Pessoa)

A corrente teórica da perspectiva histórico-cultural assume como centralidade o papel da linguagem no desenvolvimento humano. Para os autores dessa abordagem, a palavra é o "*microcosmo da consciência humana*"; o signo traduz os significados historicamente produzidos pelos homens na evolução filogenética e os inúmeros sentidos compartilhados na experiência humana.

A orientação do signo está direcionada a dois planos: o interpessoal e o intrapsíquico: a linguagem é a matéria-prima das relações sociais que, sendo internalizadas, fundamentam e transformam qualitativamente o funcionamento mental no desenvolvimento ontogenético.

Partindo desse pressuposto, pode-se inferir que o conhecimento está intimamente relacionado à existência do signo. Tal condição desencadeia outra análise; o funcionamento de ordem superior é originário da experiência humana e de suas relações sociais, instanciadas pelo signo. A abstração, a memória, a imaginação são funções vinculadas diretamente à experiência com a palavra, pois são simbólicas.

As questões suscitadas parecem ser de importância central ao estudar sujeitos com desenvolvimento atípico, apresentando peculiaridades em suas interações sociais. Aqui está o caso dos surdos, pois não possuem o mesmo canal lingüístico da comunidade majoritária ouvinte. O surdo usa as mãos para comunicação e interpretação do mundo, a oralidade lhe é inacessível.

Se a expressão lingüística está nas mãos é fato considerar que no sinal está a palavra do surdo. Se isso implica uma diferença na forma de se relacionar com o mundo, sinalizar com as mãos não deve ocultar a centralidade da língua de sinais para o desenvolvimento social e cognitivo do surdo.

No entanto, em filhos surdos de pais ouvintes, a aquisição dos sinais não se dá pela via "natural", ou seja, por um mesmo canal lingüístico. A surdez não é descoberta imediatamente ao nascimento da criança e a aquisição de sinais, quando apresentada à família como possibilidade concreta de desenvolvimento da criança, é aprendida, na maioria dos casos, tardiamente, acarretando um desenvolvimento lingüístico atípico. Contudo, o desenvolvimento lingüístico atípico acarreta quais questões ao desenvolvimento da criança surda? Há limites no desenvolvimento cognitivo dessas crianças? A língua de sinais promove, efetivamente, a articulação entre o plano concreto e o abstrato?

Essas e outras questões rondam o universo de investigações sobre a surdez e as possibilidades de pesquisas são inúmeras, apesar de escassas. Entre tantas, o lúdico parece ser esfera propícia para a compreensão sobre o papel da língua de sinais na relação entre cognição, linguagem e imaginação.

Baseada na análise do material pesquisado, pôde-se comprovar que a língua de sinais acarretou uma mudança significativa na forma de a criança compor cenas lúdicas e na possibilidade de interação com parceiros.

Com base no sinal, significados são alterados: uma cobra transforma-se em moto; papéis sociais são encenados e negociados entre pares. Há um movimento complementar sobre a relação da língua de sinais e a composição de temas lúdicos. Por um lado, a brincadeira torna-se mais complexa, na medida em que os sinais são utilizados; por outro, o uso da língua permite a emergência de novas condições para organização do faz-de-conta, pois permite a inserção de elementos "fantásticos" na estruturação da atividade simbólica. De fato, a língua de sinais altera qualitativamente a experiência da criança com o mundo, com outras crianças e consigo mesma.

No entanto, as conclusões a respeito da relação da experiência lúdica e a língua de sinais suscitam outras questões sobre o desenvolvimento do surdo e sua inserção social.

Deve-se contemplar a necessidade de urgente conscientização social sobre a importância central dos sinais no desenvolvimento desses sujeitos. Isso significa possibilitar o acesso precoce da língua de sinais a crianças surdas filhas de pais ouvintes e seus respectivos familiares, bem como seu irrestrito uso nos espaços institucionais, incluindo a escola, sendo concebida como elemento fundamental na integração social e no desenvolvimento cognitivo do surdo.

Para além, a questão do uso da língua de sinais está orientada para a necessidade de uma nova leitura sobre a relação entre diferença lingüística e deficiência. Diferença lingüística e deficiência são questões diferentes ou complementares? O surdo é um deficiente porque não ouve ou porque seu canal lingüístico é diferente do compartilhado pela comunidade majoritária? É deficiente por ser diferente? É deficiente porque apresenta peculiaridades em seu desenvolvimento? A origem dessas peculiaridades não está baseada no fato de a aquisição da língua de sinais não ter sido priorizada no desenvolvimento dessas crianças?

Esses e outros elementos precisam ser debatidos para desencadear uma nova reflexão sobre o estatuto da deficiência, que tem de ser pensado além do estigma, do fracasso e da impossibilidade.

De fato, o estudo sobre a surdez coloca em xeque a necessidade de uma nova percepção sobre as diferenças, pois elas devem ser relevadas positivamente, desdobrando-se em possibilidades de inúmeras trocas sociais que aprofundem a experiência subjetiva.

Referências bibliográficas

ANDRADE, S. M. A. R. *Fora é sempre dentro:* notas críticas sobre o conceito de integração social relacionado às pessoas surdas. Dissertação de Mestrado, Faculdade de Educação. Campinas: Unicamp, 1997.

ARIÉS, P. *História social da criança e da família.* 3ª ed., Rio de Janeiro: LTC, 1981.

BAKHTIN, M. *Marxismo e filosofia da linguagem.* 7ª ed., São Paulo: Hucitec, 1995.

BEHARES, L. E. *Identidade surda e língua de sinais. Comentários sobre as descrições funcionalistas* (mimeo).

_____. Nuevas corrientes en la educación del sordo: de los enfoques clínicos a los culturales. *Cadernos de Educação.* Universidade Federal de Santa Maria, nº 4: (20–52), 1989.

_____.; MASSONE, M. *La sociolingüística de las comunidades de sordos de Uruguay y Argentina como una situación de conflito lingüístico, con énfasis en la matriz educativa.* Documentos de Trabajo del Proyecto SYPLU, nº 4, 1993.

_____; CURIEL, M. "El discurso pedagógico de la educación del sordo. Construcción de saber y relaciones de poder". In: MASSONE, M. et al. *Problemática del sordo y su influencia en la educación.* Instituto de Ciencias de la Educación. *Cuadernos de Investigación*, n. 6. Facultad de Filosofia y Letras. Universidad de Buenos Aires, 1990.

_____; PECCI, S. C. *Evolución y cambio de las actitudes hacia la educación bilingüe del sordo en Uruguay: 1985-1990.* Documentos de Trabajo del Proyecto SYPLU, nº 3, 1993.

BELLUGGI, U. "Clues from the similarities between signed and spoken language". In: BELLUGGI, U.; Student-Kennedy, M. (eds.). *Signed and spoken language: biological constraints on linguistic form.* Weinheim and Deerfield beach, Fla., Verlang Chemie, 1980.

BERGEN, D. *Play as a medium for learning and development.* Estados Unidos: HEB, 1987.

De CARLO, M. M. R. P. *Por detrás dos muros de uma instituição asilar – um estudo sobre o desenvolvimento humano comprometido pela deficiência.* Tese de Doutorado, Faculdade de Educação. Campinas: Unicamp, SP, 1997.

ENDE, M. *A História sem fim.* São Paulo: Martins Fontes, 1993.

ELKONIN, D. B. *Psicologia del juego.* Habana: Pueblo y Educación, 1984.

FEIN, G. G. "Echoes from the nursery: Piaget and Vygotsky and the relationship between language and play". In: WINNER, E.; GARDENER, H. (orgs.). *Fact, fiction and fantasy in childhood*. S. Francisco: Jossey-Bass, 1979.

FERREIRA-BRITO, L. *Integração social & educação de surdos*. Rio de Janeiro: Babel, 1993.

FERREIRA, D. H. S. *O brincar e a linguagem*: um estudo do jogo de faz-de-conta em crianças surdas. Dissertação de Mestrado. Campinas: Unicamp, 1988.

GASKINS, S.; GONCU, A. Cultural variation in play: a challenge to Piaget and Vygotsky. *The Quarterly Newsletter of the laboratory of Comparative Human Cognition*, 14, v. 2, pp. 31-5, 1993.

GÓES, M. C. R. *Linguagem, surdez e educação*. Campinas: Autores Associados, 1996.

_____. *A linguagem e o funcionamento imaginário no brincar da criança surda*. Relatório CNPQ, 1997.

GOLDFELD, M. *A criança surda:* linguagem e cognição numa perspectiva interacionista. São Paulo: Plexus, 1997.

GRUGEON, E. Girl's Play. *Language and learning*. v. 5, fevereiro, pp. 13-5, 1991.

LACERDA, C. B. F. *A construção de conhecimentos em classe de alunos surdos:* examinando a questão comunicativa. Tese de Doutorado, Faculdade de Educação. Campinas: Unicamp, 1996.

LANE, H. *When the mind hears – a history of the deaf*. Nova York: Vintage Books, 1984.

LEONTIEV A. N.; LURIA, A. R.; VYGOTSKY, L. S. *Linguagem, desenvolvimento e aprendizagem*. 4ª ed., São Paulo: Ícone, 1992.

LURIA, A. R. *Curso de psicologia geral*. 2ª ed., v. 1, Rio de Janeiro: Civilização Brasileira, 1991.

MARCHESI, A. *El Desarrollo cognitivo y lingüístico de los niños sordos:* perspectivas educativas. Madri: Alianza, 1987.

MARX, K. *Antología filosófica*. Rio de Janeiro: Petrópolis, 1971.

MASSONE, M. "El niño sordo como individuo bilingüe e bicultural". In: MASSONE, M. et al. *Problemática del sordo y su influencia en la educación*. Instituto de Ciencias de la Educación. *Cuadernos de Investigación*, n. 6. Facultad de Filosofia y Letras. Universidad de Buenos Aires, 1990.

MELLOU, E. "The values of dramatic play". In: *Early Child Development and Care*, v. 4, pp. 105-14, 1994.

MORATO, E. M. *Linguagem e cognição:* as reflexões de L. S. Vygotsky sobre a ação reguladora da linguagem. São Paulo: Plexus, 1996.

OLIVEIRA, Z. M. R. Interações infantis em creche e a construção de representações sociais de gênero. *Caderno da ANPEPP*, v. 1, nº 4. Recife: Editora Universitária da UFPE, setembro/1996.

_____. *Jogo de papéis:* uma perspectiva para a análise do desenvolvimento humano. Tese de Doutorado. Instituto de Psicologia da USP, 1988.

KYLE, J. G.; WOLL, B. "O desenvolvimento da comunicação de crianças surdas com a linguagem de sinais". In: Anais Nestlé, nº 50, *Deficiência auditiva na infância*. São Paulo: Nestlé Indústria e Comércio, 1995.

PIAGET, J. *A formação do símbolo na criança:* imitação, jogo e som, imagem e representação. Rio de Janeiro: Zahar, 1975.

PIAGET, J.; INHELDER, B. *A psicologia da criança*. 14ª ed., Rio de Janeiro: Bertrand Brasil, 1995.

PINO, A. Constituição e modos de significação do sujeito no contexto da pré-escola. *Cadernos da ANPEPP*, v. 1, nº 4. Recife: Editora Universitária da UFPE, setembro/1996.

ROCHA, M. S. P. M. L. *A constituição social do brincar:* modos de abordagem do real e do imaginário no trabalho pedagógico. Tese de Mestrado, Faculdade de Educação. Campinas, Unicamp, 1994.

ROCHA, M. S. P. M. L. ; GÓES, M. C. R. *Explorações sobre o desenvolvimento da operação com signos na atividade lúdica*: relações entre o imaginário e o real. Trabalho apresentado na 23ª Reunião Anual de Psicologia, Ribeirão Preto, 1993.

SACKS, O. *Vendo vozes:* uma jornada pelo mundo dos surdos. Rio de Janeiro: Imago, 1990.

SANCHEZ, C. *La increíble y triste historia de la sordera.* Merida: Ceprosord, 1990.

SILVA, D. N. H. *Um estudo sobre o brincar de crianças de orfanato numa perspectiva histórico-cultural.* Relatório Fapesp, 1994.

SOUZA, M. R. *Que palavra que te falta? O que o surdo e a língua(gem) de sinais têm a dizer à "Lingüística e à Educação".* Tese de Doutorado. Campinas: Unicamp, 1996.

SUPALLA, T.; NEWPORT, E. "How many seats in a chair?" The derivation of nouns and adverbs in America sign Language". In: SIPLE, Patrícia. (ed.). *Understanding language through Sign Language research.* Nova York: Academic Press, 1978.

TOWERS, J. "The neglect of playtime: a review of the literature". In: *Early Child Development and Care*, v. 131, 1997, pp. 31-43.

VYGOTSKY, L. S. *Pensamento e linguagem.* São Paulo: Martins Fontes, 1988a.

_____. *A formação social da mente.* São Paulo: Martins Fontes, 1988b.

_____. *Historia del desarrollo de las funciones psíquicas superiores.* Havana: Redacción de Ciencias Médicas, 1987a.

_____. *Imaginación y el arte en la infancia.* México: Hispánicas, 1987b.

_____. *Fundamentos de defectologia.* Obras Completas, 2ª ed., v. 5, Havana: Pueblo y Educación, 1995.

WINNICOTT, D. W. *O brincar e a realidade.* Rio de Janeiro: Imago, 1975.

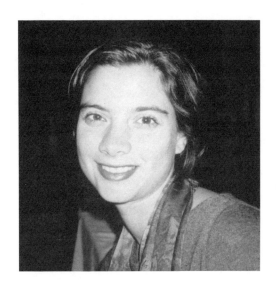

DANIELE NUNES HENRIQUE SILVA é pedagoga, mestre e doutoranda em psicologia da educação pela Unicamp, assessora da Pró-Reitoria de Pós-Graduação e Pesquisa da Universidade Cândido Mendes (RJ), onde coordena o Centro de Estudos e Pesquisas em Educação (CEDEd) e o Programa de Pós-Graduação *lato sensu* Educação em Ação.

Sua experiência como pesquisadora começou na graduação (1994), em programa de Iniciação Científica, tendo como foco estudar o brincar de crianças em orfanato e os modos de configuração dos papéis no faz-de-conta. Em 1998, prosseguiu e aprofundou sua pesquisa no mestrado, abordando o brincar de crianças surdas, na mesma instituição e com a mesma orientação. Como docente, coordenou a área pedagógica do Ensino Fundamental e sistematizou alguns projetos para escolas interessadas em desenvolver programas de ensino numa abordagem inclusiva.

Sua atividade na educação infantil, bem como com as discussões sobre a inclusão de deficientes na rede regular de ensino possibilitaram um interessante intercâmbio entre essas esferas de conhecimento, tendo como pano de fundo o desenvolvimento humano e suas potencialidades. Em seu desdobramento, Daniele já tem diversos artigos em publicações nacionais e palestras proferidas em Congressos no Brasil e no exterior.

leia também

A CRIANÇA SURDA
LINGUAGEM E COGNIÇÃO NUMA PERSPECTIVA SOCIOINTERACIONISTA
Marcia Goldfeld

Como pode uma pessoa viver sem ouvir? O que ela sente, pensa, sonha? Assim a autora introduz seu trabalho, analisando todas as abordagens terapêuticas e educacionais e evidenciando a língua de sinais e aspectos de cognição do surdo.

REF. 60033　　　　　　　　　　　　　　　　ISBN 85-85689-33-1

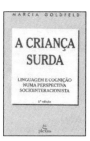

ATIVIDADE VERBAL
PROCESSO DE DIFERENÇA E INTEGRAÇÃO ENTRE FALA E ESCRITA
Ana Paula M. G. MacKay

Identificar os organizadores do movimento do discurso, algumas características do desenvolvimento da narrativa, manifestações de recursos de coesão e coerência do contexto dialógico ou do texto escrito, detectar os marcadores de seqüência, elementos avaliativos, que a autora oferece ao leitor, numa análise extensa, teórica e prática.

REF. 60054　　　　　　　　　　　　　　　　ISBN 85-85689-54-4

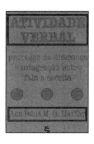

FONOAUDIOLOGIA E EDUCAÇÃO
UM ENCONTRO HISTÓRICO
EDIÇÃO REVISTA
Ana Paula Berberian

Utilizando dados históricos, a autora analisa o encontro entre educação e fonoaudiologia nas décadas de 1920 a 1940, época em que houve um controle sistemático da língua pátria para neutralizar a influência dos imigrantes. A institucionalização dos distúrbios de linguagem e sua conceituação, fortemente ligadas a esse controle, são ricamente ilustradas na obra.

REF. 60079　　　　　　　　　　　　　　　　ISBN 978-85-85689-79-7

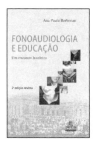

O PAPEL DO OUTRO NA ESCRITA DE SUJEITOS SURDOS
Ana Cristina Guarinello

Partindo de casos concretos, a autora demonstra que o surdo é capaz de escrever e aproximar seu texto do português padrão, desde que tenha oportunidade de interagir com a escrita por meio de atividades. Ela comprova, ainda, que o processo de aquisição da linguagem escrita baseia-se na interação com o outro, e que nessa parceria reconstroem-se os sentidos dos textos.

REF. 60080　　　　　　　　　　　　　　　　ISBN 978-85-85689-80-3

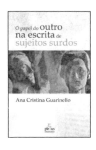

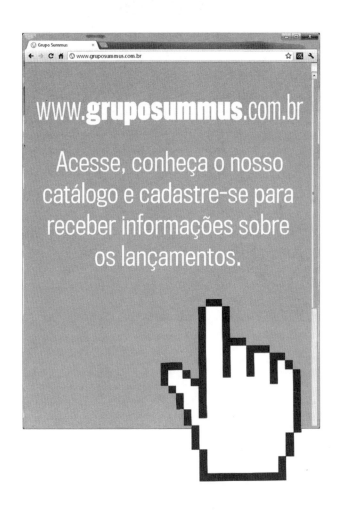

www.gruposummus.com.br

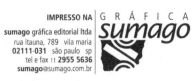

IMPRESSO NA
sumago gráfica editorial ltda
rua itauna, 789 vila maria
02111-031 são paulo sp
tel e fax 11 2955 5636
sumago@sumago.com.br